Sigrid Nesterenko

W0011472

Histaminintoleranz
– die unentdeckte Krankheit

Histamin – eine häufige Ursache für Allergien,

Nahrungsmittelintoleranzen und vieles mehr!

2. überarbeitete und erweiterte Auflage

Rainer Bloch Verlag

Zur freundlichen Beachtung:

Diese Publikation ist urheberrechtlich geschützt. Alle Rechte vorbehalten. Die Verwendung der Texte und Abbildungen, auch auszugsweise, ist ohne die schriftliche Zustimmung des Verlages rechtswidrig und wird straf- und zivilrechtlich verfolgt. Dies gilt insbesondere für Vervielfältigung, Übersetzung oder Verwendung in elektronischen Systemen.

Sämtliche Angaben und Anschriften wurden sorgfältig und nach bestem Wissen und Gewissen ermittelt. Trotzdem kann von Autor und Verlag keine Haftung übernommen werden.

© Copyright 2017:

Rainer Bloch Verlag, 69469 Weinheim, www.bloch-verlag.de

Histaminintoleranz –
die unentdeckte Krankheit
Sigrid Nesterenko
ISBN 978-3-942179-36-2
Rainer Bloch Verlag
2. überarbeitete und erweiterte Auflage 2017

Druck: SOL – Service GmbH, Schrobenhausen

SPRACHREGELUNG:
Zur Vereinfachung beim Schreiben und Lesen wird immer die männliche Form verwendet: der Patient, der Arzt usw. Dieser Artikel dient als allgemeiner Gattungsbegriff und schließt weibliche Personen automatisch mit ein.

Inhaltsverzeichnis

Vorwort

Sie ernähren sich gesund, aber fühlen sich trotzdem krank? Sie haben schon alles Mögliche versucht, um Ihre Symptome los zu werden, aber auch Ihre zahlreichen Arztbesuche haben immer noch keine Ursache hervorgebracht?

Oder haben Sie vor kurzer Zeit die lang ersehnte Diagnose erhalten – nämlich eine Histaminintoleranz? Sie wissen also jetzt endlich, warum Sie so häufig Migräne haben, tagsüber grausam erschöpft sind, nachts nicht schlafen können, unerklärliche Schweißausbrüche auftreten, und Sie plötzliche Übelkeit oder Durchfall überkommen? Und all das besonders nach einem typischen italienischen Abend mit Parmesankäse, Tomaten und Rotwein oder einer Tafel Schokolade?

Obwohl eine Histaminintoleranz keine neue Modeerscheinung ist, gehört sie zu den Erkrankungen, die in der medizinischen Praxis quasi gar nicht stattfindet und viel zu oft sozusagen „übersehen" wird.

Trotz umfangreicher Diagnostik wird die Ursache der vielen differenzierten Symptome, die aufgrund einer Histaminintoleranz auftreten, in vielen Fällen nicht gefunden. Dies sind sehr häufig Beschwerden wie Asthma, Reizdarm, Migräne, Neurodermitis, Hautekzeme, allergieähnliche Symptome bis hin zu chronischer Müdigkeit und Schweißausbrüchen.

Es klingt fast unglaublich, aber es ist tatsächlich nur eine einzige Substanz, nämlich das Histamin, welches für so viele verschiedene Beschwerdebilder verantwortlich sein kann. Nicht ohne Grund wird eine Histaminintoleranz auch als eine Krankheit der „tausend Gesichter" bezeichnet.

Dies macht es oft so schwer, sie tatsächlich zu diagnostizieren. Langjährige Leidenswege, während der die Histaminintoleranz nicht erkannt wird und die

Symptome immer massiver auftreten, sind dabei die Regel und nicht die Ausnahme. Aufwändige Diagnoseverfahren laufen ins Leere und fallen ohne nennenswerte Befunde aus.

Außerdem werden oft jahrelang Medikamente eingenommen, um die auftretenden Symptome zu bekämpfen und einzudämmen, doch geschieht dies meist eher schlecht als recht. Wird schließlich die Histaminintoleranz festgestellt und adäquat therapiert, dann führt dies bei den meisten Betroffenen zu beeindruckenden gesundheitlichen Verbesserungen bis hin zu völliger Beschwerdefreiheit.

Das Problem ist jedoch: Es wird in der Praxis meistens nicht nach der Histaminintoleranz gesucht – also wie soll sie dann gefunden werden? Doch wer sie nicht kennt, kann sich erst gar nicht auf die Suche begeben. Ein Teufelskreis.

Doch das Thema kommt immer mehr in Bewegung, insbesondere weil die Ärzte zunehmend von den Patienten gefordert werden. Immer mehr aufgeschlossene Ärzte lassen sich durch ihre betroffenen Patienten aufklären.

Als ich vor 6 Jahren die Erstauflage dieses Buches schrieb, war an solche Entwicklungen noch gar nicht zu denken. Auch wenn man noch heute eine gute Portion Glück benötigt, um eine Histaminintoleranz diagnostiziert zu bekommen, so ist die Wahrscheinlichkeit, dass man heute schneller fündig wird, doch wesentlich größer geworden.

Darüber hinaus sind inzwischen viele Umstände, die in Verbindung mit der Histaminintoleranz stehen, erforschter und bekannter als noch vor wenigen Jahren. Inzwischen haben sich einige Zusammenhänge bestätigt, und weitere, die seinerzeit noch gar nicht bekannt waren, rücken zunehmend in den Fokus wie etwa die Fragen, warum eine Histaminintoleranz überhaupt entsteht und es bestimmte Zielgruppen besonders häufig trifft.

Viele dieser neuen Erkenntnisse habe ich in dieser Neuauflage aufgenommen. Denn je besser man als Betroffener informiert ist, umso erfolgreicher kann man der Histaminintoleranz begegnen. Überhaupt ist es aufgrund der Komplexität dieser Erkrankung unverzichtbar, sich mit ihr auseinanderzusetzen. Wer gerade erst seine Diagnose erhalten hat, fühlt sich schnell überfordert und weiß gar nicht, wo er eigentlich anfangen soll. Was ist wirklich wichtig, was hilft und was ist überflüssig?

Damit Sie sich einen schnellen Überblick verschaffen können, erfahren Sie in diesem Buch alles Wissenswerte. Lesen Sie, wie die Diagnose in der medizinischen Praxis zuverlässig gestellt werden kann, oder testen Sie mit der vorgestellten speziellen Diät selbst, ob eine Histaminintoleranz die Ursache für Ihre Beschwerden ist.

Lernen Sie, wie Sie wieder ein beschwerdefreies Leben führen können, ganz egal, ob Sie seit vielen Jahren unter Migräne, chronischer Müdigkeit, Neurodermitis, Nesselsucht oder vielen anderen Symptomen leiden.

Profitieren Sie von meinen langjährigen Erfahrungen, die ich mit meiner Histaminintoleranz und weiteren Nahrungsmittelintoleranzen gesammelt habe. Nur wer selbst von dieser tückischen Intoleranz betroffen ist, weiß um die Sorgen und Nöte, aber auch um die therapeutischen Möglichkeiten, sowie Tipps und Tricks, die den Alltag trotz der Einschränkungen leichter machen.

Ich wünsche Ihnen viele neue Erkenntnisse und gute Gesundheit.

Sigrid Nesterenko

Was ist eine Histaminintoleranz (HIT)?

Die erste dokumentierte Histaminvergiftung soll sich um 1830 ereignet haben, als auf dem Schiff „Triton of Leith" mehrere Besatzungsmitglieder nach dem Verzehr von Benitos (eine Makrelenart) erkrankten. Der englische Nobelpreisträger von 1936, Sir Henry Dale, war der erste Wissenschaftler, der Histamin in Verbindung mit allergischen Reaktionen brachte und ihn als Mediator allergischer Reaktionen identifizierte.

Histamin kann bei jedem Menschen schwere Symptome verursachen, die sogar lebensbedrohlich werden können. Hierzu sind aber in der Regel sehr große Mengen erforderlich, die einer Fischvergiftung gleich kommen. Diese Lebensmittelvergiftungen sind jedoch bei gesunden Menschen keine Histaminintoleranz (medizinisch: Histaminose) im engeren Sinne, sondern werden als Intoxikation bezeichnet.

Dies geschieht z. B. dann, wenn verdorbener Fisch gegessen wird. Wird Fisch nicht ausreichend gekühlt, bildet sich in dem Fisch innerhalb kurzer Zeit Histamin in großen Mengen. Bei einer Fischvergiftung ist die Ursache Scombrotoxin, was zu einer intensiven Histaminausschüttung führt.

Bei Personen, die eine Intoleranz gegenüber Histamin haben, reichen oft schon kleinste Histaminmengen aus, um zwar keine Vergiftung, aber dennoch sehr unangenehme Reaktionen auszulösen.

Der typische HIT-Betroffene genießt einen gemütlichen italienischen Abend bei einem Glas Rotwein, einer kleinen Portion Spaghetti Bolognese und Parmesan als Vorspeise, einer Pizza mit viel Thunfisch und Tomatensauce und einem Dessert aus leckerem, lang gereiftem Käse. Wenn er Glück hat, kann er sein Abendessen gerade noch rechtzeitig beenden, wahrscheinlicher ist aber, dass seine Zeit für den Nachtisch gar nicht mehr erreicht.

Das Grummeln im Bauch wird während des Essens immer unangenehmer, es braut sich was zusammen in dem Trommelbauch, der wieder gewaltig und voller Schmerzen gegen den Gürtel drückt. Es hilft nicht, den Hosenknopf zu öffnen, sondern nur noch die Flucht nach vorne: Ab zur Toilette und wieder raus mit dem doch eigentlich so leckeren italienischen Essen.

Ein Mensch, der unter einer Histaminintoleranz leidet, sollte sich sehr schnell merken: Ein typischer italienischer Abend bleibt nicht ohne Folgen – garantiert nicht! Denn alles, was ja so typisch italienisch ist, ist für einen HIT-ler das Schlimmste, was er sich und seinen Symptomen antun kann. Denn fast alles, was er an so einem Abend zu sich nimmt, ist extrem histaminhaltig, geradezu „Histaminbomben".

Und Histamin ist sehr gemein, fast hinterlistig und gefährlich – jedenfalls für Personen, die eine Histaminintoleranz haben. Denn man kann Histamin nicht riechen, nicht schmecken, nicht fühlen. Und es ist in fast jedem Lebensmittel enthalten. Somit ist es äußerst schwierig, Histamin völlig zu meiden, zumindest wenn man nicht über das notwendige Wissen verfügt, um Histamin aus dem Weg zu gehen.

Eine Histaminintoleranz ist eine Unverträglichkeit auf Histamin. Dabei ist es egal, ob es aus zugeführten Nahrungsmitteln stammt oder durch Medikamente, psychische und physische Reize wie Wärme, Druck, Bewegung (Sport) in den Körper gelangt bzw. vom Organismus gebildet wird. Die einzelnen Histaminmengen summieren sich zu einer Gesamtmenge, so dass ab einer individuellen Toleranzgrenze die Verträglichkeit überschritten ist.

Die Intoleranz auf Histamin entsteht, wenn das im Körper vorhandene Histamin nicht ausreichend und schnell genug abgebaut wird, weil die hierfür erforderlichen Enzyme nicht in ausreichender Menge vorhanden sind. Für den

Histaminabbau sind Histaminasen zuständig wie die Histamin-N-Methyltransferase (HNMT) und die Mono- und Diaminoxidase (DAO), sowie auch Darmbakterien. Die Hauptabbauregion bildet der Dünndarm, denn von den Enterozyten in der Darmschleimhaut wird der größte Anteil der DAO produziert.

Die DAO gilt als das entscheidende und wichtigste histaminabbauende Enzym. Fehlt dieser wichtige Abbaustoff, oder ist er nicht in ausreichender Menge vorhanden, wie z. B. bei entzündlichen Darmerkrankungen wie Morbus Crohn und Colitis ulcerosa, kann der Organismus das ihm zugeführte Histamin nicht genügend abbauen, was zu einer vorübergehenden Anreicherung im Blut und zu einem Histaminüberschuss führt. Diese Überlastung ist der Auslöser für sehr unangenehme und mitunter die Lebensqualität sehr einschränkende Krankheitssymptome. Kopfschmerzen, Schwindel und Durchfall sind dann oft noch die harmloseren Beschwerden. Bei gesunden Menschen treten diese Symptome nicht auf, weil ein ausgeglichenes Verhältnis vorliegt zwischen der Histaminproduktion und dem Histaminabbau.

Man findet DAO überwiegend im Dünndarm, aber auch in der Leber, den Nieren und Leukozyten. Über die Messung der Aktivität der Diaminoxidase lässt sich feststellen, ob eine Histaminintoleranz vorliegt. Weitere Informationen hierzu lesen Sie im Kapitel „Diagnose der Histaminintoleranz".

Ging man bis vor wenigen Jahren noch davon aus, dass eine Histaminintoleranz erworben und nicht angeboren sei, weiß man heute, dass es doch Varianten gibt, bei denen die Gene involviert sind.

Bei der erworbenen Form sind die Ursachen vielfältig. Diese können u. a. in einer entzündlichen Darmerkrankung begründet sein, aber auch als Folge einer Infektion oder Antibiotikaeinnahme auftreten. Lesen Sie hierzu weitere Informationen im Kapitel "Ursachen der Histaminintoleranz".

Da sie eine nichtimmunologische Nahrungsmittelintoleranz ist und keine Antikörper festzustellen sind, fallen sämtliche Allergietests negativ aus. Das genau macht die Diagnostik so schwierig, wie bei den anderen enzymbedingten Nahrungsmittelintoleranzen auch. Langjährige Leidenswege sind aufgrund der Unkenntnis der Therapeuten zu dieser Thematik vorprogrammiert.

Die Histaminintoleranz wird den Nahrungsmittelintoleranzen, aber auch gleichzeitig den Pseudoallergien zugeordnet, weil sich die Symptome kaum von denen einer klassischen Allergie unterscheiden.

Allerdings wird immer häufiger festgestellt, dass eine Histaminintoleranz von klassischen Allergien begleitet wird. Dies können IgE-vermittelte Allergien auf einzelne Nahrungsmittel sein (z. B. Hähnchen, Erdnüsse, Milch, Eier, Weizen), aber auch andere Nahrungsmittelintoleranzen wie Laktose-, Fruktose- und Glutenintoleranz.

Histaminintoleranz – alles nur Einbildung oder eine Modeerkrankung?

Dass Nahrungsmittelintoleranzen innerhalb der vergangenen 10 Jahre zu einem nicht mehr zu übersehenden und fast epidemieartigen Phänomen geworden sind, steht außer Frage. Aber noch immer, wenn es um dieses Thema geht, sind Skeptiker und vermeintliche Besserwisser oft nicht weit. Sie belächeln Unverträglichkeiten auf Lebensmittel nicht nur, sondern stellen ihre Existenz mitunter sogar in Frage.

Begriffe wie „Trenderkrankung", „Modeerscheinung", „Internetkrankheit", „Googlekrankheit", „Sensibelchen", „Essstörung", „Magersucht" und „Einbildung" sind dann leider an der Tagesordnung. Auch mit Erklärungen, man hätte einen Reizdarm, oder man wolle nur etwas Besonders sein, Aufmerksamkeit auf sich lenken, man hätte einen Hang zur Selbstdarstellung, oder es sei alles psychisch bedingt, werden Personen mit Nahrungsmittelintoleranzen konfrontiert.

Dass zunehmend auch bekannte Hollywood-Größen und andere VIPs ihre Nahrungsmittelintoleranzen in der Öffentlichkeit bekanntmachen, fördert irrwitzigerweise derartige Fehleinschätzungen anstatt dass sie zur Aufklärung beitragen würden. Denn alles, was VIPs empfehlen, wird als ein Trend und somit nur als eine vorübergehende Modeerscheinung eingeschätzt. Ganz nach dem Motto „es ist inzwischen einfach schick und ein angesagtes Partythema, bestimmte Lebensmittel nicht vertragen zu können".

In jüngster Zeit greifen auch immer mehr Medien die Thematik auf, indem einige von ihnen Nahrungsmittelunverträglichkeiten als eine lächerliche Modeerkrankung darstellen. Hier liest man die erstaunlichsten Artikel. So war jüngst in einem Artikel zu lesen, dass die starke Zunahme von Nahrungsmittelintoleranzen auf die Geschäftemacherei und geschickten Marketingstrategien der Lebensmittelindustrie zurückzuführen seien. Denn diese könnten sich durch Spezialnahrung neue Absatzmärkte und Zielgruppen erschließen. Und weil diese Zielgruppen nicht sehr preisempfindlich seien, würden sie für die Hersteller als besonders lukrativ eingeschätzt. Dass die Preise für Sonderkost tatsächlich deutlich höher sind als die normaler Lebensmittel ist Fakt. Aber bedenklich hingegen ist, dass Verbraucherschützer diese Nahrungsmittel als oftmals unnötig einschätzen und aufgrund der höheren Preise vor ihnen warnen.

Alles in allem wird den tatsächlich betroffenen Personen durch das Ignorieren und Diffamieren von Nahrungsmittelunverträglichkeiten viel Unrecht entgegengebracht. Dies ist nicht nur ziemlich lästig, sondern sogar gefährlich, denn eine nicht diagnostizierte Nahrungsmittelintoleranz kann sehr ernsthafte gesundheitliche Risiken mit sich bringen. Jeder, der sich mit Nahrungs-mittelintoleranzen und insbesondere der Histaminintoleranz auskennt, weiß um die Gefahren, die aus einer Fehleinschätzung dieser Krankheitsbilder resultieren können.

Nun könnte man meinen, dass sich ein derartiges Verhalten und Ignorieren von Nahrungsmittelunverträglichkeiten auf Nicht-Mediziner beschränken würde. Doch weit gefehlt, denn der medizinische Praxisalltag zeigt sich leider so, dass man sogar bei Therapeuten, die eigentlich aufgrund ihrer Fachrichtung ein umfassendes Wissen über nahrungsbedingte Intoleranzen verfügen sollten, auf Nichtwissen und Ablehnung trifft.

Diesbezügliche Erfahrungen seitens der betroffenen Patienten beziehen sich dabei nicht nur auf Hausärzte, sondern auch auf Gastroenterologen, Dermatologen und Allergologen – alles Fachrichtungen, in denen eigentlich Zusammenhänge zwischen unverträglichen Nahrungsmitteln und damit einhergehenden Symptomen bekannt sein sollten.

Wenn ein Patient eigenständig den Verdacht äußert, von einer Lebensmittelunverträglichkeit betroffen zu sein, läuft er Gefahr, dass er von seinem behandelnden Arzt nicht ernstgenommen wird. Dies führt nicht nur zur Verunsicherung des Patienten, sondern kann auch fatale Folgen mit sich bringen. Denn eine nicht diagnostizierte Intoleranz kann die bereits vorhandenen Symptome verstärken und darüber hinaus auch zu einer allgemeinen Verschlechterung des Gesundheitszustandes führen. Und erst gar nicht daran zu denken, was bei Notfällen passieren kann, die hierdurch ausgelöst werden können.

Wer auch nur einmal eine derartige Situation miterlebt hat, käme niemals auf den Gedanken, die Existenz von Nahrungsmittelintoleranzen jemals in Frage zu stellen. Überhaupt scheint es immer mehr den zunehmend aufgeklärten Patienten zu verdanken zu sein, dass das Wissen über lebensmittelbedingte Unverträglichkeiten immer mehr in den Arztpraxen verbreitet wird.

Wie sagte es einst Mahatma Gandhi: „Zuerst ignorieren sie dich, dann lachen sie über dich, dann bekämpfen sie dich und dann gewinnst du."

Demzufolge wird es hoffentlich nur noch eine Frage der Zeit sein, bis Nahrungsmittelintoleranzen ohne Ausnahme als eine ernstzunehmende Volkskrankheit akzeptiert werden. Damit Erfahrungen wie diese endlich der Vergangenheit angehören werden: „Jahrelang lief ich von Arzt zu Arzt, aber keiner konnte mir helfen. Ich hatte ständig Bauchkoliken, Hautausschläge, war extrem müde und fiel so manches Mal in Ohnmacht. Bis ich endlich selbst darauf kam, dass ich eine Histaminintoleranz habe. Google sei Dank."

Personen, die besonders häufig von einer HIT betroffen sind

Da die Histaminintoleranz zum heutigen Zeitpunkt in vielen Bereichen noch ziemlich unerforscht ist und als unterdiagnostiziert gilt, gibt es über das Vorkommen der HIT nur Schätzungen. Man geht derzeit davon aus, dass bei ca. 3 Millionen Menschen in Deutschland eine HIT vorliegt, wobei man zusätzlich eine große Dunkelziffer vermutet. Experten schätzen, dass etwa 30% der Personen, die an einer Nahrungsmittelintoleranz erkrankt sind, von einer Histaminintoleranz betroffen sind. Da das Thema der HIT in der Praxis oft unberücksichtigt bleibt, gibt es viele tausend Betroffene, die von ihrer HIT noch nichts wissen, und ihre Therapeuten auch nicht.

Überwiegend sind Frauen ab dem 40. Lebensjahr betroffen, nur ein Fünftel der Patienten sind Männer. Dies lässt einen Zusammenhang mit einer Abnahme des Östrogenspiegels vermuten. Aber auch der gewöhnlich deutlich erhöhte Diaminoxidasespiegel bei Männern ist ein Grund, warum überwiegend Frauen eine Histaminintoleranz erleiden.

Unabhängig vom Geschlecht haben Personen mit entzündlichen Darmerkrankungen und mit Kreuzallergien bezogen auf Nahrungsmittel, sowie Personen mit einer Schilddrüsenerkrankung ein höheres Risiko, eine Histaminintoleranz zu bekommen.

Symptome der Histaminintoleranz

Symptome, die durch eine Histaminintoleranz auftreten, sind zwar identisch mit denen einer Allergie, aber dennoch werden sie nicht der klassischen Allergie zugeordnet. Da das Immunsystem an einer HIT nicht beteiligt ist, fallen die klassischen Allergietests negativ aus. Dies ist einer der Hauptgründe, warum eine Histaminintoleranz sehr häufig erst nach einer langen Odyssee erkannt und diagnostiziert wird.

Die Beschwerden, die durch eine Histaminintoleranz entstehen können, sind sehr vielfältig und können unterschiedliche Organsysteme betreffen. Dies wird darauf zurückgeführt, dass sich die Histaminrezeptoren auf viele Organe verteilen. So reagieren sehr viele Personen mit unterschiedlichen Symptomen im Magen-Darm-Bereich, der Lunge, der Haut, aber auch in vielen anderen Körperregionen.

Sehr oft werden diese Symptome als diffus beschrieben, weil selbst eine umfangreiche Diagnostik keine Hinweise auf ein krankhaftes Geschehen ergeben. Und trotz der oft ernüchternden Blut-, Urin- und Ultraschall-Untersuchungen fühlen sich die Betroffenen einfach nur krank und lassen sich in ihrer Verzweiflung nicht selten vorschnell auf die psychosomatische Therapieschiene ein.

Dabei liegt oftmals kein psychisch bedingter Auslöser zugrunde, wenn es um Probleme geht wie Reizmagen, Reizdarm, Migräne, Nesselausschlag bis hin zu Asthma. Viel zu häufig werden hierbei Fehldiagnosen hinsichtlich psycho-somatischer, psychiatrischer und neurologischer Störungen gestellt.

Es ist vielmehr eine Histaminintoleranz, die den Betroffenen das Leben so schwer machen kann und sich mit merkwürdigen Symptomen bemerkbar macht. Und je nach Schweregrad können sich die Beschwerden sehr dramatisch äußern und das tägliche Leben massiv einschränken.

In Einzelfällen kann die Histaminintoleranz sogar lebensbedrohlich werden. Eine Fischvergiftung ist nichts anderes als eine Histaminvergiftung. Auch bei Drogentoten wird mittlerweile ein Zusammenhang mit einer Histaminintoleranz diskutiert. Opiathaltige Drogen sind Histaminliberatoren und für Personen mit einer HIT somit besonders gefährlich. Viele Drogensüchtige leiden unter Juckreiz, der möglicherweise durch erhöhtes Histamin entsteht.

Auch die hohe Anzahl von Drogentoten, bei denen ein auffallend erhöhter Histaminwert festgestellt wurde, untermauert die Vermutung, dass diese Drogentoten letztendlich an einer Histaminvergiftung gestorben waren. Aufgefallen waren schließlich diverse Drogentote, bei denen die konsumierte Heroinmenge nicht ausgereicht hätte, um eine tödliche Atemlähmung herbeizuführen.

Die Entwicklung der Histaminintoleranz geschieht nicht von heute auf morgen, vielmehr ist dies ein schleichender Prozess, der sich über mehrere Jahre erstreckt und zunehmend schlimmer wird. Dabei kommen ständig noch weitere Symptome hinzu, und die bereits vorhandenen Beschwerden manifestieren sich und werden in ihrer Ausprägung schlimmer. Dieser Prozess macht die Diagnose nicht gerade leichter und stellt Betroffene und Therapeuten oftmals vor ein unerklärbares Rätsel – meist so lange, bis man endlich eine mögliche Histaminintoleranz in die Diagnostik einbezieht.

Dann klären sie sich auf, diese vielen Symptome, die in Kombination oder auch isoliert auftreten können. Dabei sind die Symptome nicht immer gleich und treten auch nicht immer auf. Während heute Kopfschmerzen auftreten, kann der Körper beim nächsten Mal mit Bauchkrämpfen oder Hautquaddeln reagieren. Es gibt sogar völlig symptomfreie Tage, an denen man ohne Probleme histaminhaltige Lebensmittel verzehren kann.

Die so unterschiedlichen Beschwerden werden darauf zurückgeführt, dass das Histamin mit einem Zusammenziehen der Muskulatur des Darmtraktes, der Gebärmutter, der Atemwege und einer erhöhten Durchlässigkeit der Blutgefässe wirkt.

Während bei gesunden Menschen eine große Histaminmenge zu schweren und lebensbedrohlichen Symptomen führen kann, reichen bei HIT-Betroffenen bereits kleinste Mengen von wenigen Mikrogramm (ein Millionstel Gramm) aus, um Beschwerden auszulösen. Die individuelle Empfindlichkeit und Schwelle, ab der der Körper mit Symptomen reagiert, ist sehr unterschiedlich.

So kann der eine HIT-Betroffene ohne Probleme ein halbes Glas Rotwein vertragen, während für einen anderen bereits ein Teelöffel Rotwein in einer Katastrophe endet.

Die Stärke der Symptomentwicklung verläuft somit sehr unterschiedlich, so dass jeder Betroffene seine ganz persönlichen Verträglichkeitsgrenzen selbst herausfinden muss. Dabei muss er seinen Körper extrem genau beobachten, um seine individuellen Grenzen herauszufinden. Sobald die persönliche Histaminintoleranzschwelle überschritten wird, treten die histaminvermittelten Symptome auf.

Bei den meisten Betroffenen sind die Symptome besonders ausgeprägt, wenn mehrere stark histaminhaltige Lebensmittel miteinander kombiniert werden wie z. B. Tomaten-Käse-Nudel-Auflauf oder Rotwein mit Käse.

Die Symptome treten meistens einzeln auf, aber auch Kombinationen wie z. B. Kopfschmerzen und Blähungen oder Bauchkrämpfe in Kombination mit Schweißausbrüchen sind bekannt. Dabei entstehen die Beschwerden nicht immer zeitgleich, sondern können auch mit zeitlicher Verzögerung auftreten.

Auch die Zeitspanne, in der die Symptome auftreten, ist sehr individuell und abhängig von der zugeführten Menge und der Kombination mit anderen histaminhaltigen Lebensmitteln. Meistens treten die Beschwerden innerhalb von 45 Minuten auf, aber auch deutlich zeitversetzte Reaktionen sind keine Seltenheit.

So reagieren manche Betroffenen mit nächtlichen Schweißausbrüchen, wenn tagsüber eine zu große Histaminmenge verzehrt wurde oder andere Faktoren (z. B. Stress, Sport, Insektenstich) tagsüber zu einer vermehrten Histamin-Ausschüttung beigetragen haben.

Meistens bilden sich die Symptome innerhalb weniger Stunden zurück, nur in Ausnahmefällen bleiben sie über die nächsten Tage bestehen.

Anaphylaktischer Schock

Ein anaphylaktischer Schock ist die schlimmste Reaktion, die durch eine Histaminintoleranz auftreten kann. Er wird durch histaminfreisetzende Insektenstiche, histaminhaltige Nahrungsmittel oder unverträgliche Medikamente verursacht. Dabei ist nicht nur das Histamin, sondern auch die Diaminoxidase und Tryptase erhöht. Es wird vermutet, dass der untypischerweise erhöhte DAO-Wert ein letzter Versuch des Organismus ist, sich vor dem drohenden Schock zu schützen.

Assoziierte Erkrankungen

Bei einer Histaminintoleranz stehen insbesondere Erkrankungen der Atemwege und des Magen- und Darmtraktes im Vordergrund. Aber darüber hinaus gibt es noch sehr viele assoziierte Beschwerden, die mit einer verminderten DAO-Aktivität einhergehen. So kann auch bei zahlreichen Personen mit einer Schilddrüsenerkrankung, Nierenversagen, Leberzirrhose und Virushepatitis eine Histaminintoleranz festgestellt werden.

Asthma und andere Atemwegserkrankungen

Asthma ist die bisher bekannteste Erkrankung, die mit Histamin in Verbindung gebracht wird. Bei vielen Asthmaerkrankungen wird mittlerweile ein Zusammenhang zwischen einer Histaminintoleranz und Asthma vermutet. Bei Testpersonen wurden die höchsten Histaminwerte bei Asthmapatienten festgestellt.

Sobald Allergene eingeatmet werden, steigt das Histamin im Blut rapide an. Diese extrem erhöhte Histaminkonzentration lässt sich kurze Zeit später im Urin überprüfen, indem dort Histaminabbauprodukte in großen Mengen zu finden sind.

Neben Asthma können nach dem Verzehr von histaminreichen Nahrungsmitteln aber auch Symptome wie Fließschnupfen, eine verlegte oder verstopfte Nase und Husten auftreten.

Experten halten das Einhalten einer Anti-Histamin-Therapie für Asthma-Patienten als besonders wichtig und empfehlen mittlerweile, diesen grundsätzlich eine histaminfreie Diät zu verordnen. Diese kann die klassische Asthmatherapie zwar nicht ersetzen, aber den Behandlungsverlauf sehr positiv beeinflussen.

Hingegen sollte eine Therapie mit Asthmamedikamenten überdacht werden, die Substanzen enthalten, durch die das Histamin abbauende Enzym Diaminoxidase blockiert wird. Sollte dennoch der Einsatz von Medikamenten mit entsprechenden DAO-blockierenden Inhaltsstoffen nötig sein, ist es umso wichtiger, eine histaminarme Ernährungsweise einzuhalten. Gleiches gilt für Asthmamedikamente, die Codein enthalten, da hierdurch zwar nicht das DAO blockiert, aber zusätzliches Histamin freigesetzt wird.

Auswirkungen auf Blutgefäße

Histamin bewirkt über die H1-Rezeptoren eine Gefäßerweiterung, in deren Folge es zur Senkung des Blutdrucks, zu Migräne, Hautschwellungen, Juckreiz und Ödemen kommt.

China-Restaurant-Syndrom

Das „China-Restaurant-Syndrom" ist dadurch bekannt geworden, indem es auffallend viele Personen gab, die nach einem Essen in einem chinesischen Restaurant Symptome entwickelten wie Durchfall, Blähungen, Trigeminus-neuralgie bis hin zur Migräne. Bis vor wenigen Jahren konnten diese ursächlich kaum in Zusammenhang gebracht werden.

Mittlerweile ist man dem Auslöser auf die Spur gekommen: Es wird stark vermutet, dass der Zusatzstoff Glutamat, der zu Konservierungszwecken in vielen chinesischen Produkten verwendet wird, die Symptome verursacht.

Auffallend viele Personen, die das „China-Restaurant-Syndrom" entwickelten, fielen bei entsprechenden Untersuchungen durch erhöhte Histaminwerte auf.

Glutamat ist inzwischen in vielen Fertigprodukten kaum noch vermeidbar. So gibt es fast keine Fertigsaucen zu kaufen, die ohne diesen Zusatzstoff hergestellt werden.

Hauterkrankungen

Sehr viele Hauterkrankungen sind histamininduziert und verbessern sich deutlich durch eine histaminarme Ernährung. Dies gilt für Neurodermitis genauso wie für Psoriasis, Urtikaria, Ausschlag, Ödeme, Nesselsucht, Hautquaddeln, Hautrötungen und Juckreiz.

Geradezu typisch für eine Histaminintoleranz ist das Erröten des Gesichts nach dem Essen von histaminhaltigen Nahrungsmitteln. Auch die Gesichtsrötung nach sportlicher Anstrengung wird durch Histamin ausgelöst, aber wird von den Betroffenen nur selten in Zusammenhang mit einer Histaminintoleranz gebracht.

Bei der Nesselsucht (Urtikaria) vermutet man, dass bei 30% der Betroffenen die Ursache in einer HIT liegt. Bei einem weiteren großen Anteil der Nesselsuchtpatienten werden andere Nahrungsmittelintoleranzen und -allergien vermutet.

Herzrhythmusstörungen

Nach dem Verzehr histaminreicher Nahrungsmittel ist das Auftreten von Herzrhythmusstörungen nicht selten. Sind kardiologische Untersuchungen ohne Befund, sollte eine Histaminintoleranz in Betracht gezogen werden, um eine erneute Herzrhythmusstörung beim nächsten Glas Rotwein zu verhindern.

Insektenstiche

Personen mit einer HIT machen oft die Erfahrung, dass Insektenstiche bei ihnen auffälliger verlaufen als bei gesunden Menschen. So schwellen die Stiche nicht nur schneller an, sie werden auch wesentlich dicker, jucken intensiver und benötigen mehr Zeit zur Abheilung.

Magen- und Darmbeschwerden

Ein gastrointestinales Beschwerdebild gilt neben Kopfschmerzen als das Leitsymptom einer Histaminintoleranz. Die Symptome äußern sich durch Völlegefühl, Durchfälle, Koliken, Blähungen, Stuhldrang, weichen Stuhl, Erbrechen, diffuse Bauchschmerzen und eine erhöhte Stuhlfrequenz. Sie treten dabei spontan, immer wiederkehrend oder in chronischen Intervallen auf.

In der medizinischen Praxis werden diese Beschwerden als diffus oder Reizdarm bzw. Reizmagen bezeichnet, da trotz umfangreicher Untersuchungen kein klassisches Krankheitsbild diagnostiziert werden kann. Eine tatsächliche Ursache für diese vielfältigen Symptome wird dabei nur selten gefunden. Da die Nahrung erst einige Stunden später im Darm ankommt, treten die Beschwerden oft zeitverzögert auf, so dass ein zeitlicher Zusammenhang auf den ersten Blick oft nicht gesehen wird.

Besonders häufig wird bei Personen mit Reizdarm oder Reizmagen ein ursächlicher Zusammenhang mit einer Histaminintoleranz gefunden. Gezielte Untersuchungen haben gezeigt, dass 50% der Reizdarmbetroffenen eine HIT aufweisen. Ein zu hoher Histaminspiegel kann sich auf die Zusammensetzung des Stuhls auswirken, indem z. B. zu weiche Stühle oder Durchfall auftreten.

Bei verschiedenen Darmerkrankungen wird mittlerweile ein Zusammenhang mit Histamin diskutiert. So wurden bei Colitis Ulcerosa, Morbus Crohn, Polypen und Karzinomen erniedrigte Diaminoxidase-Aktivitäten in Kombination mit einem erhöhten Histaminwert festgestellt. Man geht davon aus, dass durch eine geschädigte Darmschleimhaut (intestinaler Mucosaschaden) das Enzym Diaminoxidase nur unzureichend produziert wird und so ein gestörter Histaminstoffwechsel entsteht.

Liegen die verdauten Speisereste außerdem zu lange im Darmtrakt, fördert dies eine zusätzliche Histaminbildung.

Oft sind nur bestimmte Darmabschnitte von den Symptomen betroffen. Meistens sind es die tiefer gelegenen Abschnitte, in denen sich die Histaminabbaustörung entwickelt. Bis der Nahrungsbrei den unteren Darmabschnitt erreicht, vergehen einige Stunden, was es so schwierig macht, einen zeitlichen Zusammenhang mit den verzehrten Lebensmitteln und den auftretenden Symptomen herzustellen.

Aber nicht nur der Darmtrakt wird durch Histamin beeinträchtigt, sondern auch im Magen lassen sich ungünstige Auswirkungen einer überschüssigen Histaminmenge feststellen. Hier kommt es durch eine Aktivierung der H2-Rezeptoren in der Magenschleimhaut es zu einer erhöhten Bildung von Magensäure.

Migräne und Kopfschmerzen

Neben den Magen-Darm-Beschwerden gehören Migräne und Kopfschmerzen zu den besonders häufigen Beschwerden, die mit Histamin in Zusammenhang stehen. Für derartige Kopfsymptome wird neben Serotonin und Tyramin auch 2-Phenylethylamin verantwortlich gemacht.

Dass Migränepatienten auf Schokolade, Käse und Wein verzichten sollten, ist den Betroffenen eigentlich bekannt. Dabei stellen sie meistens selbst fest, dass es ihnen deutlich bessergeht und oft eine komplette Symptomfreiheit erreicht wird, wenn sie auf die genannten Nahrungsmittel verzichten.

Dass diese Empfehlung aufgrund des Histamingehalts der zu meidenden Nahrungsmittel gilt, ist jedoch vielen Migränepatienten nicht bewusst. Untersuchungen von Migränebetroffenen zeigen meistens eine deutlich reduzierte DAO-Aktivität.

Migränebetroffene machen die Erfahrung, dass ihre Symptome besonders nach dem Verzehr von Schokolade und anderen kakaohaltigen Nahrungsmitteln auftreten. Dies liegt allerdings weniger an dem enthaltenen Histamin, sondern vielmehr an den ebenfalls zu den biogenen Aminen gehörenden Substanzen Tyramin und Phenyethylamin. Lesen Sie hierzu weitere Informationen im Kapitel „Biogene Amine".

Migränepatienten, die sich konsequent an eine histaminfreie Ernährung halten, erreichen fast immer eine deutliche Verbesserung des DAO-Wertes und ein Absenken des Histaminspiegels mit der Folge, dass sich deutliche Symptom-Verbesserungen bis zur völligen Migränefreiheit einstellen.

Nimmt man zur Schmerzlinderung Medikamente, die die Diaminoxidase blockieren oder Histamin freisetzen, erreicht man mit diesen Präparaten allerdings eine Symptomverschlimmerung. So sollten in diesen Fällen HIT-Patienten mit Kopfschmerzen und Migräne unbedingt ASS und Aspirin meiden.

Weitere Untersuchungen, bei denen festgestellt wurde, dass Histamin dosisabhängig sogar bei gesunden Personen Migräneattacken oder Kopfschmerzen auslösen, verdeutlichen ebenfalls den Zusammenhang zwischen Histamin und Migräneattacken.

Erfreulich für Schwangere: Aufgrund der stark erhöhten DAO-Produktion während der Schwangerschaft sind die meisten Frauen ab dem 3. Schwangerschaftsmonat migränefrei. Nach der Schwangerschaft kehrt die Migräne allerdings fast immer zurück.

Müdigkeit und Erschöpfung

Ein ebenfalls häufig auftretendes Symptom der Histaminintoleranz ist eine stark ausgeprägte Müdigkeit und Erschöpfung, die nicht selten zu einer deutlichen Beeinträchtigung der Lebensqualität führt.

Je nach individueller Symptomatik kann die Müdigkeit eine der größten Belastungen überhaupt ausmachen, die im Zusammenhang mit der HIT auftreten. Die Müdigkeit, von der hier die Rede ist, ist nicht mit normaler Müdigkeit vergleichbar, wie sie jeder gesunde Mensch auch immer mal erlebt.

Dabei fühlt sie sich nicht nur anders an, sondern sie ist es tatsächlich auch. Einer der wesentlichen Unterschiede im Vergleich zu allgemein bekannter Müdigkeit besteht darin, dass die Histamin-induzierte Müdigkeit nicht durch einen erholsamen Schlaf ausgeglichen werden kann. Selbst ein 10-stündiger Schlaf ist keine Garantie dafür, dass man am nächsten Tag seine Müdigkeit tatsächlich los ist. Oft schon direkt nach dem Frühstück erscheint sie auf der Bildfläche.

Es ist nicht übertrieben zu sagen, man fährt Tag aus Tag eine Achterbahn. Nach den Müdigkeitsattacken kommen kurze Hochs, und kaum hat man geschafft, sie überhaupt wahrzunehmen, sind sie auch schon wieder verschwunden.

Je stärker der Erschöpfungszustand ausgeprägt ist, umso schwieriger wird es, alltägliche Dinge erledigen zu können. Schafft man es trotzdem mal, ein paar Stunden lang zu funktionieren und die anstehenden Arbeiten zu erledigen, dann dauert es nicht lange, bis man wieder im nächsten Leistungstief ankommt. Wenn gar nichts mehr hilft, begibt man sich schnellstmöglich auf die Couch, aber nicht immer steht diese zur Verfügung, wenn man sie nötig hätte.

Man hangelt sich irgendwie durch den ganzen Tag, geht früh zu Bett, in der Hoffnung, der nächste Tag werde besser. Doch diese Hoffnungen erfüllen sich meistens nicht. Stattdessen werden die wenigen freien Tage gebraucht, um sich von dem Alltag zu erholen. Während gesunde Menschen das Wochenende für Freizeitaktivitäten nutzen, sind Personen mit einer stark ausgeprägten HIT dafür viel zu schlapp. So verbringen sie ihre Freizeit häufig in horizontaler Ebene, um sich zu regenerieren und für den Joballtag wieder fit zu werden.

Die mit einer Histaminintoleranz einhergehende extreme Erschöpfung wird zum Leidwesen der betroffenen Patienten leider allzu oft übersehen oder nicht ernst genug genommen. Dabei ist inzwischen durchaus bekannt, dass eine Histaminintoleranz eine chronische Müdigkeit (CFS) (mit-)auslösen kann. Dies betrifft insbesondere diejenigen, die von einer genetisch bedingten Histamin-abbaustörung im ZNS betroffen sind, was als Typ HNMT bezeichnet wird. Auch bei dem Mastzellenaktivitätssyndrom (MCAS) kann eine derartig starke Erschöpfung auftreten.

Personen, bei denen weder die HIT, noch die hiermit einhergehende CFS, diagnostiziert wird, durchschreiten oft sehr lange Leidenswege. Auch hier zeigt der Praxisalltag unzureichende Fachkenntnisse bei den meisten Ärzten. Die Konsequenz kann für die betroffenen Patienten fatal sein, denn sie werden nicht nur mit Fehldiagnosen überhäuft, sondern als Hypochonder oder psychosomatisch erkrankt abgestempelt.

Muskel- und Wadenkrämpfe

Muskel- und Wadenkrämpfe treten häufig nachts auf und werden seit jeher mit einem Magnesiummangel oder einer Unterzuckerung in Verbindung gebracht. Doch auch eine Histaminintoleranz kann zu diesen unangenehmen nächtlichen Störungen führen.

Neurologische Symptome

Eine ganze Reihe neurologischer Symptome wird durch Histamin ausgelöst. Neben Kopfschmerzen und Migräne sind dies besonders Juckreiz, brennendes Gefühl und Prickeln im Mund und in den Händen, Herzklopfen und Erröten.

Schlafstörungen

Viele HIT-ler sind von Schlafstörungen betroffen, die je nach Ausprägung zu einer zusätzlichen Beeinträchtigung der Lebensqualität führen. Stundenlang liegt man im Bett, kann nicht ein- oder durchschlafen, oftmals ist es auch eine Kombination aus beidem. Manche können sich kaum daran erinnern, wann sie eigentlich zuletzt ruhige Nächte hatten.

Oftmals werden Schlafstörungen bagatellisiert ganz nach dem Motto „naja, die hat fast jeder". Doch so harmlos, wie sie eingeschätzt werden, sind sie ganz und gar nicht. Erholsamer Schlaf ist nämlich nicht nur wichtig, um am nächsten Tag den Alltag meistern zu können, sondern er ist eine unverzichtbare Voraussetzung, um gesund zu bleiben oder zu werden. Und wenn der Schlaf gestört ist, kann sich das negativ auf den Verlauf der Histaminintoleranz auswirken.

Seekrankheit

Seekrankheit wird laut dem bekannten Histaminforscher Prof. Jarisch durch eine Histaminintoleranz ausgelöst. Dies geschieht hauptsächlich dadurch, dass das Gleichgewichtsorgan Histamin freisetzt.

Bei mehrtägigen Seefahrten kommt hinzu, dass überwiegend durch Gärung, sowie Reifung, Trocknung und Einlegen in Essig lange haltbar gemachte Lebensmittel und somit wahrhaftige „Histaminbomben" verzehrt werden.

Bei Seekrankheit wird Vitamin C in Form von Zitronenscheiben oder Tabletten eingesetzt, aber auch Antihistaminika und Schlafen wirken dem hohen Histaminspiegel entgegen.

Zentrales Nervensystem

Beim zentralen Nervensystem wirkt Histamin als Neurotransmitter. Hier macht sich die Histaminintoleranz durch Kopfschmerzen, Migräne, Übelkeit, chronische oder bleierne Müdigkeit und Störungen des Schlaf-Wach-Rhythmus bemerkbar.

Symptome der Histaminintoleranz im Überblick:

Ängste

Anschwellen der Schleimhäute

Asthmaanfälle

Atembeschwerden bis zur Atemnot

Bauchkrämpfe

Bauchschmerzen

Benommenheit

Blähungen

Blutdruckstörungen (niedriger oder hoher Blutdruck)

Brechreiz

Durchfall

Ekzeme

Erbrechen

Erschöpfungszustände

Erstickungsanfälle

Fließschnupfen

Flushreaktionen, d. h. Rötungen im Gesicht, an den Ohren, gerötete Augen

Geschwollene Augenlider und Lippen

Gliederschmerzen

Haarausfall

Hämorrhoiden

Hautausschlag

Hautquaddeln

Hautrötungen

Heißhunger

Herzklopfen

Herzrasen

Herzrhythmusstörungen

Heuschnupfen

Hitzegefühl des Kopfes oder des ganzen Körpers

Hitzewallungen

Hyperaktivität

Insektenstiche: lang andauernde Schwellungen

Juckreiz

Kalte Hände und/oder Füße

Kollaps

Kopfschmerzen bis zur Migräne

Kribbeln im Mund und an den Händen

Kurzatmigkeit

Menstruationsbeschwerden

Metallischer Geschmack

Müdigkeit, chronische (CFS)

Muskelzucken in Armen und Beinen (oftmals über Tage)

Nesselsucht

Neurodermitis

Niesanfälle

Postoperatives Erbrechen

Quinkeödem

Reisekrankheit (Übelwerden beim Auto- oder Busfahren)

Reizdarm

Rinnende Nase

Rötung des Kopfes

Schlaflosigkeit / Schlafapnoe

Schlafstörungen

Schocksymptome

Schweißausbrüche (direkt nach dem Verzehr oder nachts)

Schwellung der Nasenschleimhaut

Schwindel

Seekrankheit

Sodbrennen

Stuhlunregelmäßigkeiten

Übelkeit

Unterleibsschmerzen bei Frauen vor der Periode und Eisprung

Verstopfte Nase

Völlegefühl

Wassereinlagerungen

Zyanosis (Lippen, Zunge, Gaumen)

Was ist Histamin?

Histamin wird durch das Enzym Histidindecarboxylase HDC gebildet und ist der Hauptvertreter der biogenen Amine. Es kommt in Menschen, Tieren, Bakterien und Pflanzen gleichermaßen vor und ist besonders in Mastzellen und den weißen Blutkörperchen vorhanden. Dort wird Histamin in den Zellen gespeichert und kann schnell freigesetzt werden.

Es wird aus Aminosäuren gebildet, ist ein Gewebshormon und in unterschiedlichen Mengen im gesamten menschlichen Organismus verteilt. Besonders hohe Konzentrationen finden sich im Magen-Darm-Trakt, der Haut und den Lungen, genau den Körperregionen, die besonders oft bei einer Histaminintoleranz mit Symptomen reagieren.

Histamin übernimmt im Körper verschiedene physiologische Wirkungen. Es ist wichtig für den Stoffwechsel, die Magensaftproduktion, die Regulierung der Immunfunktion, die Anregung des Herz-Kreislaufsystems, die Wundheilung, die Gefäßerweiterung und die Appetitkontrolle. Es steuert die Aufmerksamkeit, und es wirkt auf die Herzfrequenz und den Blutdruck. Als Neurotransmitter ist Histamin im Gehirn vorhanden und kann hier den Schlaf-Wach-Rhythmus steuern und damit die Ursache für Schlaflosigkeit bilden.

Damit übt Histamin zum Teil lebensnotwendige Funktionen aus und ist darüber hinaus einer der wichtigsten Botenstoffe bei der Abwehrreaktion von körperfremden Stoffen.

In höheren Konzentrationen führt Histamin allerdings zu unerwünschten Körperreaktionen wie Juckreiz, Schweißausbrüchen, Hautrötungen bis hin zu Schwindel und Kopfschmerzen. Lange Zeit wurde Histamin immer nur mit Heuschnupfen und Asthma in Verbindung gebracht. Erst seit wenigen Jahren werden immer mehr Zusammenhänge aufgedeckt, bei denen sich Histamin als Auslöser verschiedener Beschwerden zeigt.

Histamin ist also einerseits lebensnotwendig, kann aber ab einer individuellen Toleranzgrenze bei Menschen mit einer Histaminintoleranz sehr unangenehme und sogar gefährliche Reaktionen auslösen.

Zurückgeführt wird dies darauf, dass Histamin als Botenstoff bei allergischen Reaktionen agiert und den Körper vor eindringenden Krankheitserregern schützt. Grundsätzlich ist dies eine essentielle Funktion und bei Menschen *ohne* Histaminintoleranz ein Prozess, der völlig unbemerkt im Organismus abläuft. Personen *mit* einer Histaminintoleranz jedoch bekommen diese Reaktionen immer dann zu spüren, wenn die Menge der Histaminausschüttung zu groß ausfällt, und keine Möglichkeit vorhanden ist, das Übermaß des vorhandenen Histamins zu kompensieren.

Dies bedeutet für Personen mit einer Histaminintoleranz, dass die Menge an Histamin quasi „das Gift macht", denn durch eine zu hohe Histaminmenge im Organismus, die bei einer HIT nicht ausreichend abgebaut werden kann, entstehen unangenehme Beschwerden wie beispielsweise Asthma, Juckreiz, Schlaflosigkeit, Schweißausbrüche, Heuschnupfen, Blähungen und Gesichtsröte.

Histamin wird dem Organismus nicht nur durch körpereigene Produktion zugeführt, sondern kann auch von außen über die Ernährung in den Körper gelangen.

Obwohl den Nahrungsmitteln Histamin nicht von den Lebensmittelherstellern zugesetzt wird, enthält fast alles, was essbar ist, Histamin. Mit Ausnahme von bestimmten Früchten sind frische Lebensmittel mit weniger Histamin belastet als länger gelagerte. Je länger ein Nahrungsmittel aufbewahrt wird, desto mehr Histamin bildet sich. Besonders Fisch, Fleisch und Wurst weisen aufgrund ihres hohen Proteingehaltes schnell hohe Histaminwerte auf, sobald sie nicht ganz frisch sind.

Da das Eiweiß von Fischen sehr große Mengen der Aminosäure Histidin (Vorstufe von Histamin) enthält, verdirbt dieses besonders schnell. Fische und Meeresfrüchte aus warmen Gewässern (z. B. Thunfisch) sind am meisten gefährdet, schnell zu verderben und damit zu gefährlichen Histaminbomben zu werden. Fischvergiftungen sollen nach heutigen Erkenntnissen übrigens nichts anderes als Histaminvergiftungen sein.

Als Faustregel kann man sich als Betroffener gut merken: Produkte mit einem hohen Eiweiß- und Feuchtigkeitsgehalt sind für Keime aller Art ein besonders beliebtes Revier und tragen somit ein besonders hohes Histamin-Risiko.

Fisch sollte aufgrund der extrem schnellen Histaminentwicklung am besten nur fangfrisch oder aus der Tiefkühltruhe gegessen werden. Immer vorausgesetzt, die Kühlungskette wurde auf dem Transportweg nicht unterbrochen und der Fisch wurde ständig gekühlt, denn durch eine fortwährende Kühlung wird die Umwandlung von Histidin in Histamin verhindert.

Histamin kann weder durch Kochen, Grillen, Backen, Tiefkühlen, Mikrowelle oder Braten zerstört werden. Man kann durch Tiefkühlen allerdings verhindern, dass der Histamingehalt weiter ansteigt. Bei nicht tief gefrorenen Lebensmitteln nimmt der Histamingehalt mit der Länge der Lagerung zu, so dass Personen mit einer HIT möglichst frische Lebensmittel verzehren sollten. Auf aufgewärmtes Essen sollte man unbedingt verzichten, weil sich hierdurch weiteres Histamin bildet und damit bei einer HIT meistens die individuell verträgliche Histamintoleranzgrenze überschritten wird. Die Art der Lagerung der Lebensmittel spielt für die Histaminbildung eine entscheidende Rolle. Besonders bei milden oder warmen Temperaturen sorgen die beteiligten Mikroorganismen für einen enormen Histaminanstieg.

Bei der Herstellung von bestimmten Lebensmitteln werden bewusst Enzyme für den Reifungsprozess eingesetzt. Dies geschieht immer bei geräucherter Ware, bei einigen Käsesorten, Bier und beim Reifen von Wildfleisch. Ebenfalls hoch histaminbelastete Nahrungsmittel sind fermentierte Produkte wie Sauerkraut, Essig sowie eingelegte und gepökelte Lebensmittel.

Bei diesen mikrobiell hergestellten Lebensmitteln macht man sich den natürlichen Reifungsprozess zunutze, bei dem Histamin durch Decarboxylasen produziert wird, die in großen Mengen natürlicherweise in Bakterien vorkommen.

Neben den zahlreichen histaminhaltigen Nahrungsmitteln gibt es noch weitere Histaminquellen, die man kennen sollte. Denn letztendlich entscheidet die Gesamtmenge des Histamins, ob körperliche Symptome auftreten oder nicht. Zu derartigen Histaminquellen gehören unter anderem Bewegung, Sport, Stress und Nervosität, aber auch Infektionen (z. B. Helicobacter pylori, Borrelien, Viren), Insektenstiche, Hauterkrankungen, Asthma und Entzündungen.

Die bekanntesten Produktionsstätten und gleichzeitig Speicherregionen der inaktiven Histaminform sind die Mastzellen, die weißen Blutkörperchen, Blutplättchen und Nervenzellen. Das hier produzierte und gespeicherte Histamin wird durch bestimmte Auslöser freigesetzt wie u. a. durch Verbrennungen, Verletzungen, Operationen und Allergiereaktionen. Weitere Informationen lesen Sie im Kapitel „Histaminliberatoren".

Die gesamte Histaminbilanz kann auch durch hormonelle Veränderungen stark beeinflusst werden. Histamin wird durch die Diaminoxidase (DAO) abgebaut, und während der Schwangerschaft ist die DAO-Produktion wesentlich höher als in anderen Zeiten. Hierdurch erleben schwangere Frauen oftmals eine deutliche Symptomlinderung. Bei Frauen in der prämenstruellen Phase ist es hingegen genau umgekehrt. So können in diesen östrogenarmen Tagen vor der Menstruation und vor dem Eisprung die Symptome der Histaminintoleranz besonders stark ausgeprägt sein.

Histamin wirkt an unterschiedlichen Rezeptoren, von denen die H1, H2 und H3-Rezeptoren die bisher bekanntesten sind. Nach ihnen sind auch die derzeit verfügbaren Antihistaminika benannt (H1-, H2-, H3-Blocker). Die Auswahl der individuell wirksamsten Antihistaminika ist davon abhängig, welche Rezeptoren angesprochen werden sollen bzw. welche Körperregionen auf den Histamin-überschuss reagieren.

Das lange Leben bis zur richtigen Diagnose

Die meisten Personen mit einer Histaminintoleranz haben bis zu dem Tag, an dem sie ihre HIT-Diagnose erhalten, einen langen Leidensweg hinter sich. Trotz der Konsultation zahlreicher Therapeuten konnte nie eine Ursache für die vielfältigen Symptome gefunden werden, so dass am Ende nicht selten die Fehldiagnose im Raume stand: „psychosomatische Beschwerden unklarer Genese".

Das folgende Fallbeispiel soll exemplarisch darstellen, wie ein typischer Leidensweg eines HIT-Patienten aussehen kann. Dabei geht es nicht darum, eventuelle Versäumnisse von Therapeuten an den Pranger zu stellen, denn wie sollen sie etwas diagnostizieren, was sie nicht kennen?

Dieses Fallbeispiel soll vielmehr den Leidensdruck der Betroffenen widerspiegeln, auch wenn dieser in der Praxis meistens noch wesentlich dramatischer ausfällt, als es ein Erfahrungsbericht beschreiben kann.

Das Beispiel „Magen-Darm-Symptome" wurde exemplarisch gewählt, die Wege bis zur HIT-Diagnostik sehen aber meistens vergleichbar aus, auch wenn die Symptome anders gelagert sind. Das bedeutet, dass auch HIT-Betroffene mit Migräne, chronischer Müdigkeit, Schwindelattacken, Schweißausbrüchen, chronischen Hauterkrankungen und vielen anderen histamininduzierten Symptomen oft einen ähnlichen Weg hinter sich haben, bis bei ihnen endlich die Ursache ihrer Erkrankung, nämlich die Histaminintoleranz, diagnostiziert wird.

Alles beginnt so schleichend, man wacht nicht eines Morgens auf und sämtliche Symptome sind plötzlich und unerwartet da. Zunächst sind es nur lästige Beeinträchtigungen. Gelegentlich mal Durchfall oder Blähungen. Man schenkt den Anzeichen zunächst keine besondere Aufmerksamkeit und befindet sich erstmal noch im „sich wundern-Stadium". Man wundert sich, dass man plötzlich Bauchschmerzen, Durchfall, Migräne oder Müdigkeits-attacken bekommt. Und man wundert sich, wenn man abends wieder in der Pizzeria sitzt, sich die Spaghetti mit leckerer Thunfisch-Tomatensauce, Parmesankäse und dem Gläschen Rotwein schmecken lässt und schon nach dem Verzehr des halben Tellers sprintartig den Tisch verlässt und mit Durchfall auf der Toilette landet.

Passiert dies jedoch beim nächsten italienischen Abend wieder und man landet erneut mit Bauchschmerzen auf der Toilette, dann erinnert man sich, dass es diese Situation schon einmal gab. Man meidet vielleicht beim dritten italienischen Abend die Spaghetti und den Rotwein und bestellt stattdessen eine Salamipizza und Weißwein. Denn vielleicht lag der Grund für das abrupte Abbrechen der italienischen Abende ja doch am Essen, weil man es einfach nicht vertragen hat. Aber auch der dritte italienische Abend endet – wie gehabt – auf der Toilette. Und das, obwohl man dieses Mal ein ganz anderes Essen bestellt hatte und in den gerade zurückliegenden Tagen gar keinen Stress hatte. Sehr komisch. Man wundert sich, aber findet keine Antwort.

Egal, man hätte den italienischen Abend zwar lieber ohne den unangenehmen Toilettenbesuch erlebt, aber kann ja mal passieren. Vielleicht verabredet man sich beim nächsten Mal halt mal beim Griechen, dort klappt's vielleicht dann ohne Nebenwirkungen.

Beim Griechen bestellt man eine leckere Fischplatte und einen griechischen Salat mit Tomaten, Oliven und Schafskäse und einen Rotwein. Auch nach diesem Essen springt man plötzlich auf und läuft in Windeseile zur Toilette. Wieder Krämpfe, Durchfall und ein aufgeblähter Bauch. Alles nacheinander oder gleichzeitig, man weiß es gar nicht mehr. Es war allerdings so heftig, dass man sich an dieses unliebsame Ereignis nicht mehr gerne erinnert.

Jedenfalls macht das Ausessen langsam keinen richtigen Spaß mehr. Was ist das für ein Spaßfaktor, den man an so einem Abend mit Freunden eigentlich genießen möchte, aber der stattdessen mit dem Toilettengang abrupt beendet wird.

Immer öfter tauchen derartige Erlebnisse nun auch tagsüber auf, am Arbeitsplatz, am Wochenende oder einfach mitten im Tennisspiel. Man legt sich eine kleine Notfallapotheke zu, einige Mittelchen wandern in die Handtasche, so dass man für die nächsten Bauchschmerzen oder Blähungen gewappnet ist. Ein paar Kohletabletten, Teebeutel mit Fenchel und Kamille und für den Supergau noch eine Wärmflasche.

Doch leider tauchen diese Symptome immer öfter auf, man hat das Gefühl, sie nicht mehr in den Griff zu bekommen, sie treten meistens so plötzlich auf, mitten in einer Besprechung, während eines Geschäftsessens, auf der Autobahn, im Stau, beim Joggen oder im Fitnessstudio. Gut, wenn immer eine Toilette in erreichbarer Nähe ist. Im Notfall nimmt man sogar mit der freien Natur vorlieb, dem sintflutartigen Durchfall ist das egal.

Langsam werden diese Beschwerden richtig lästig. Allein kriegt man sie nicht mehr in den Griff, man hat nun schon alle freiverkäuflichen Präparate in der Apotheke ausprobiert, aber auch der nette Apotheker um die Ecke weiß langsam nicht mehr weiter. Er verweist nun an den Hausarzt, denn er will es nicht mehr verantworten, einen chronisch kränkelnden Kunden ohne klinischen Befund weiterhin mit blähungs- und koliklösenden Präparaten zu versorgen. Vielleicht steckt ja doch etwas Ernstes dahinter?

Man schiebt diesen Gang vor sich her, versucht es wieder einige Wochen lang, diese lästigen Verdauungsprobleme selbst in den Griff zu bekommen. Doch jetzt war es in der letzten Woche schon drei Mal, wieder mitten in einer

Besprechung und einmal im Stau auf der Autobahn. Es passte also mal wieder absolut gar nicht, aber das interessiert die Blähungen ja leider nicht.

Okay, nächste Woche ist Urlaub angesagt, da wird ein Termin beim Hausarzt dann doch mal fällig. Der nutzt den Besuch zum Generalcheck. Alles soll geprüft werden, auch eine Darmspiegelung will er unbedingt anordnen, denn in der Familie gibt es eine Veranlagung für Darmkrebs, da solle man lieber eine Untersuchung zu viel als eine zu wenig machen. Und vielleicht findet er ja hier den Grund für die Verdauungsprobleme?

Nachdem die Darmspiegelung ohne Befund ist, schlägt der Gastroenterologe nun noch eine Magenspiegelung vor (hätte man die nicht sofort mit der Darmspiegelung machen können?) und ordnet in diesem Zusammenhang noch eine Biopsie an zur Überprüfung einer Zöliakie. Zöli was? Immer öfter tauchen nun Begriffe und mögliche Krankheitsvorschläge auf, die man noch nie gehört hat.

Aber auch die Ergebnisse der Magenspiegelung bleiben ohne Ergebnis, die Freude ist groß, aber auch nur von kurzer Dauer. Die nächste Kolik kreuzt bereits am nächsten Tag auf und ärgert einen schließlich das ganze Wochenende.

Aber wieso sind diese Koliken nicht in den Griff zu bekommen und warum sind alle bisherigen Untersuchungen ohne Ergebnis? Soll das alles vom Stress kommen? Erneut wechselt man den Arzt, weil die Arbeitskollegin einen guten Tipp hat. Ob ihr wohl die unangenehme Raumluft der Blähungen auf die Nase geht?

Der neue Arzt beschäftigt sich sehr interessiert mit den gesammelten Befunden der letzten 8 Jahre und hinterfragt die berufliche Situation und familiäre Belastungen. Eigentlich ist ja alles ganz normal, Stress ist doch nichts Ungewöhnliches in der heutigen Zeit. Wer hat denn keinen? Der Arzt rät zu einer Stressreduzierung, am besten mit autogenem Training oder Entspannung nach Jacobson, denn das könne sich sehr positiv auf die Verdauungsprobleme auswirken. Außerdem solle man sich mal einen ausgiebigen Urlaub gönnen.

Okay, also geht man nach Büroschluss zum VHS-Kurs und lässt sich gemeinsam mit den anderen gestressten Teilnehmern erklären, dass der linke Arm jetzt ganz warm ist. Man atmet dreimal drei Mal tief ein und lässt die ganze Wärme durch den Bauchraum fließen. Und das soll nun die Koliken im Bauch besänftigen?

Am nächsten Mittag sind sie aber schon wieder da, die Bauchschmerzen, die nun bis zum Feierabend bis in den Rücken ziehen. Und jedes Mal werden sie noch schmerzhafter und ausdauernder und es vergeht mittlerweile keine Woche mehr ohne die Koliken. Ob da wirklich alles untersucht worden ist?

Die Zeit vergeht, die Ärzte auch. Aber auch der nächste Arzt findet leider nichts und der übernächste auch nicht. Seit einiger Zeit gesellen sich auch noch Haarausfall und bleierne Müdigkeit hinzu. Irgendwie funktioniert der Körper nicht mehr so, wie es mal war. Ob's am Alter liegt?

Mittlerweile sind 5 Jahre vergangen, diverse Ärzte haben Untersuchungen und verschiedene Allergietests durchgeführt. Aber trotz allem wurde nichts gefunden. Man weiß nun, was man nicht hat, aber man weiß nicht, was man hat. Das kann beruhigend sein, aber glücklicher wäre man, wenn man wüsste, wo man dran ist.

Eine Freundin hat mal wieder einen Tipp auf Lager. Aber Lust, diesen Tipp zu befolgen, hat man keine, weil ja schon so vieles rauf und runter untersucht wurde. Und alles ohne Ergebnis. Aber so kann's ja auch nicht weitergehen, denn man merkt, dass man mit immer mehr Nahrungsmitteln Probleme hat und immer weniger Lebensmittel kennt, bei denen keine Symptome auftauchen.

Obwohl man im Reformhaus und Superbiomarkt einkauft, hat man immer noch so viele Verdauungsprobleme. Und obwohl durch mehrere Jobwechsel der Stress deutlich nachgelassen hat, sind die Blähungen und Bauchkoliken einfach nicht weniger geworden.

Also auf zum nächsten Arzt. Die Hoffnungen sind dieses Mal riesig groß, denn der Tipp der Freundin hört sich wirklich vielversprechend an. Er hätte schon so vielen Patienten geholfen, vielleicht gehört man ja dann auch mal dazu.

Dieser Arzt scheint sich sehr für die Ernährung zu interessieren. Bisher hatte in den vergangenen Jahren noch nie ein Therapeut so eingehend die Ernährungsgewohnheiten und Symptome hinterfragt. Aber vielleicht kommt man damit ja endlich den immer schlimmer werdenden Beschwerden auf die Spur. Hoffentlich kann er einem dann bald sagen, was man überhaupt noch essen kann.

Und er spricht von Dingen, die man bisher noch nie gehört hat. Es gäbe nicht nur Allergien, sondern auch so genannte Intoleranzen, mit denen man auf viele Nahrungsmittel reagieren könne. Der Doc verordnet Tests, die alle Privatvergnügen sind, weil die gesetzlichen Krankenkassen das Thema Nahrungsmittelintoleranzen wohl nicht anerkennen würden.

Und ziemlich teuer soll das auch noch alles sein. Es ist ärgerlich, aber was soll man denn machen, wenn man gesund werden möchte und nicht mehr weiter weiß? Die jetzige Lebensqualität ist sehr bescheiden, wie soll man sich denn schon fühlen, wenn man nur noch 15 Nahrungsmittel verträgt und fast tägliche Bauchkoliken zum ständigen Begleiter geworden sind?

Also lässt man den Doc machen, denn irgendwie scheint er tatsächlich zu wissen, wovon er spricht. Er veranlasst verschiedene Tests für Nahrungsmittel-intoleranzen, einer heißt IgE-Test, andere sind H2-Atemtests und schließlich noch verschiedene Bluttests.

Nach 2 Wochen liegen die Ergebnisse komplett in seiner Praxis vor und es scheint ein Tag der Wende zu werden. Er könne die ganzen Symptome ganz eindeutig erklären, denn mit der nun diagnostizierten Histaminintoleranz wäre es gar kein Wunder, dass die Gesundheit seit Jahren so desaströs sei. Man solle ab jetzt histaminfreie Nahrungsmittel essen, dann würden sich die Symptome deutlich verringern oder sogar ganz zurückbilden.

Toll klingt das zunächst nicht, denn das heißt ja erstmal: Kein italienischer Abend mehr, kein Rotwein, keine leckere Schokolade, Erdbeeren, Kakao und so viele andere Dinge sind gestrichen. Aber was sind diese ganzen kleinen Opfer im Vergleich zu der zurückgewonnenen Lebensqualität und Gesundheit?

Schon nach zwei Wochen sind die Blähungen völlig verschwunden. Ein halbes Wunder scheint geschehen, die Lebensgeister erwachen zu neuer Lebenslust. Es fühlt sich an wie ein Befreiungsschlag nach vielen endlosen Jahren, in denen einfach keiner diagnostizieren konnte, was einem fehlte. Trotz der riesigen Freude bleibt etwas Trauriges: Warum konnte einem nicht schon vor zehn Jahren jemand sagen, dass man eine Histaminintoleranz hat?

Ist eine fehlende HIT-Diagnose gefährlich?

Jeder Mensch verfügt über eine persönliche Toleranzgrenze, bis zu der er in der Lage ist, überschüssiges Histamin abzubauen. Wird diese Grenze bei Personen ohne eine Histaminintoleranz überschritten, so zeigen sich auch bei ihnen körperliche Beschwerden.

Die klassische Situation kennen wir von einer Fischvergiftung, denn genau genommen ist sie nichts anderes als eine Histaminvergiftung. Demzufolge raten inzwischen einige Fachleute dazu, bei einer Lebensmittelvergiftung Antihistaminika zu verabreichen, vorrangig intravenös.

Fisch ist bekannt dafür, dass er nach dem Fang innerhalb kürzester Zeit enorme Mengen Histamin produziert. Das macht ihn zu einer regelrechten Histaminbombe und ist für Personen mit einer Histaminintoleranz unverträglich. Je höher der Histamingehalt des Fisches ist, umso bedrohlicher wird diese Menge allerdings auch für Menschen ohne eine Histaminintoleranz. Dies zeigt sich, indem nach dem Verzehr eines verdorbenen und damit stark histaminhaltigen Fisches Reaktionen wie Erbrechen und/oder Durchfall auftreten.

Während bei gesunden Menschen derartige Situationen Ausnahmen sind, treten sie bei Personen mit einer Histaminintoleranz weitaus häufiger auf, wenn sie aus Unwissenheit nicht auf den Histamingehalt der verzehrten Lebensmittel achten.

Werden dem Körper zu große Mengen Histamin zugeführt, oder ist die körpereigene Histaminproduktion zu stark, so besteht bei Personen mit einer Histaminintoleranz die Gefahr, dass sich der ohnehin schon angeschlagene Gesundheitszustand noch weiter verschlechtert.

Dies kann nicht nur zu lästigen körperlichen Beeinträchtigungen führen, sondern sogar zu bedrohlichen Notfallsituationen. Besonders gefürchtet sind Probleme mit Narkose- und Kontrastmitteln, die auftreten können, wenn bei einer Histaminintoleranz keine histaminsenkende Vorkehrungen getroffen werden.

Bei bevorstehenden Operationen wird unbedingt angeraten, rechtzeitig Maßnahmen in Form von Antihistaminika zu ergreifen, um histamininduzierte Nebenwirkungen der Narkotika abzumildern oder erst gar nicht auftreten zu lassen. Bleibt dies aus, äußert sich dies besonders häufig durch zeitnahes Erbrechen nach der erfolgten Operation.

Derartige körperliche Reaktionen werden darauf zurückgeführt, dass Narkotika Histaminliberatoren sind und es somit zu einer erhöhten Histaminfreisetzung im Körper kommt.

Welcher Therapeut?

Inwieweit eine Histaminintoleranz zuverlässig diagnostiziert werden kann, hängt maßgeblich von der Erfahrung des Therapeuten ab. Denn nur wer eine Histaminintoleranz kennt, kann sie suchen und gegebenenfalls auch finden. Wer sich erst gar nicht auf die Suche begibt, läuft Gefahr, die auftretenden Symptome fatalerweise anderen Krankheitsbildern zuzuordnen.

Da noch immer schätzungsweise über 90 % der Ärzte und Heilpraktiker, und erstaunlicherweise auch immer noch viele Ernährungsberater eine Histaminintoleranz nicht kennen, ist es bei den meisten Patienten reine Glückssache, wenn sie zufällig bei einem HIT-erfahrenen Therapeuten landen. Nach wie vor sind derartige Mediziner noch immer wertvolle Raritäten, und dementsprechend schwierig ist es, einen geeigneten Therapeuten zu finden.

Die Frage, die sich jedoch zunächst stellt: Wer kommt überhaupt in Betracht? Sollte es ein Arzt mit einer bestimmten Fachrichtung sein, oder können auch Heilpraktiker und Ernährungsberater möglicherweise eine Histaminintoleranz feststellen und therapieren? Diese Frage lässt sich nicht mit einem klaren Ja oder Nein beantworten, denn manch gut informierter Ernährungsberater kann bei einer Histaminintoleranz hilfreicher sein als ein Arzt mit drei Doktor-Titeln.

Im Idealfall wendet man sich an einen Allergologen, der sich auf Nahrungsmittelunverträglichkeiten spezialisiert hat. Auch Gastroenterologen können sich mitunter gut auskennen, weil Nahrungsmittelintoleranzen häufig mit Magen- und Darmproblemen einhergehen, und Gastroenterologen zwangsläufig häufiger mit entsprechenden Patienten konfrontiert werden. Wenn die auftretenden Symptome mit Hauterscheinungen in Verbindung stehen, kann auch ein HIT-erfahrener Dermatologe (Hautarzt) der richtige Ansprechpartner sein.

Die Betonung liegt hier auf „kann", denn in der Praxis zeigt sich allzu oft, dass sich viele Ärzte dieser jeweiligen Fachbereiche dennoch nicht mit Nahrungsmittelintoleranzen auskennen. Man mag gar nicht daran denken, wie viele Patienten durch zahlreiche Praxen wandern und durch teure Apparatediagnostiken geschleust werden, ohne dass am Ende tatsächlich brauchbare Untersuchungsergebnisse zur Verfügung stehen. Gerade bei dem Thema Magen- und Darmspiegelungen wird sich hier der eine oder andere ganz sicher wiederfinden und sich fragen, ob man ihm diese unangenehme Untersuchung nicht hätte ersparen können.

Grundsätzlich ist es möglich, in Arztpraxen weitaus umfangreichere Diagnosemethoden durchzuführen. So werden Pricktests beispielsweise üblicherweise durch Allergologen durchgeführt. Blut-, Urin- und Stuhldiagnosen sind auch bei Allgemeinmedizinern und Heilpraktikern möglich.

Im Unterschied zu Ärzten und Heilpraktikern verfügen Ernährungsberater zwar über die vergleichsweise eingeschränktesten Diagnosemöglichkeiten, da sie keine Blutentnahmen durchführen und Medikamenteneinnahmen verordnen dürfen, dennoch kann ein HIT-erfahrener Ernährungsberater zielführender als ein Arzt sein. Hier erfolgt die Diagnose der Histaminintoleranz mithilfe einer Eliminationsdiät.

Bei der Histaminintoleranz ist nicht nur die Diagnostik von entscheidender Bedeutung, sondern auch die Therapie. Wenn ein Therapeut ein guter Diagnostiker ist, so ist er nicht zwangsläufig auch ein guter Behandler. So kann es nach der Diagnostik erforderlich werden, sich noch einen anderen Arzt oder Heilpraktiker zu suchen. Je nach persönlicher Situation und Vorkenntnissen in Bezug auf Nahrungsmittel ist es ratsam, zusätzlich zu einem Therapeuten einen Ernährungsberater aufzusuchen.

Erfahrungsgemäß stoßen viele Ärzte und Heilpraktiker mit ihrem Wissen schnell an ihre Grenzen, was die Einflüsse der Lebensmittel auf die Histaminintoleranz betrifft. Dies ist nicht verwunderlich, denn spezifisches Ernährungswissen, wie es bei Nahrungsmittelunverträglichkeiten notwendig ist, wird während eines Medizinstudiums und einer Ausbildung zum Heilpraktiker in der Regel nicht vermittelt.

Insofern ist gerade bei Patienten, die ihre HIT-Diagnose gerade erst erhalten haben, eine Kombination aus Arzt und/oder Heilpraktiker und einem Ernährungsberater anzuraten. Inwieweit ein Arzt erforderlich ist, hängt hauptsächlich davon ab, ob Antihistaminika notwendig sind, da diese verschreibungspflichtig sind.

Da bei einer Histaminintoleranz sehr oft eine geschädigte Darmflora anzutreffen ist, die eine Darmsanierung erforderlich macht, ist das Aufsuchen eines Heilpraktikers sinnvoll. Hier sollte man darauf achten, dass dieser sich mit Nahrungsmittelintoleranzen und Darmsanierungen auskennt.

Um adäquate Therapeuten zu finden, ist das Internet eines der empfehlenswertesten Medien. Sei es, dass man sich in Therapeuten-Bewertungsportalen erkundigt oder in einschlägigen Foren. Letzteres kann eine besonders wertvolle Informationsquelle sein, denn in Foren, wo es um Nahrungsmittelintoleranzen geht, trifft man auf Gleichgesinnte und kann sich so von denjenigen beraten lassen, die mit ihrer Histaminintoleranz schon ein gutes Stück weiter sind als man selbst.

Persönliche Empfehlungen von Mitbetroffenen sind Gold wert! Und auch wenn sich herausstellen sollte, dass ein hier empfohlener Therapeut nicht in direkter Umgebung liegt, ist es dennoch oft eine gute Entscheidung, einen etwas längeren Anfahrtsweg in Kauf zu nehmen, um therapeutisch gut aufgehoben zu sein.

Diagnose der Histaminintoleranz

Eine Histaminintoleranz zu diagnostizieren, bedeutet für den Betroffenen und den Therapeuten gleichermaßen eine umfangreiche Detektivarbeit. Während die Diagnose einer Laktose-, Fruktose- oder Glutenintoleranz sowie klassischer Allergien durch eindeutige Testverfahren erfolgen kann, gestaltet sich die Diagnostik der Histaminintoleranz weitaus komplizierter.

Erschwerend kommt hinzu, dass die Symptome einer HIT zum Verwechseln ähnlich sind mit denen klassischer Allergien, so dass zur Diagnostik einer HIT auch fast immer IgE-Tests herangezogen werden. Mit diesem Untersuchungsverfahren können Immunglobulin-E-vermittelte Allergien festgestellt werden, bei denen Antikörper im Blut nachweisbar sind. Da bei einer Histaminintoleranz das Immunsystem nicht beteiligt ist, fallen diese Tests jedoch negativ aus und bringen für die Diagnostik keine verwertbaren Informationen.

Um zuverlässige Ergebnisse zu ermöglichen, sollte das Diagnoseverfahren idealerweise aus mehreren Komponenten bestehen. Dafür ist es empfehlenswert, einen HIT-erfahrenen Therapeuten zu kontaktieren. Dieser wird zunächst ein ausführliches Patientengespräch mit einer umfangreichen Anamnese durchführen und die Wahrscheinlichkeit einer HIT abklopfen. Wenn sich der Verdacht ergibt, dass eine HIT vorliegen könnte, gibt es verschiedene Wege, eine sichere Diagnostik durchzuführen.

Anamnese

Das Augenmerk während des Arzt-Patientengesprächs sollte darin bestehen, mögliche Zusammenhänge zwischen bestimmten unverträglichen Nahrungsmitteln und eventuell auftretenden Symptomen aufzudecken. Dabei können bereits klar umrissene Fragen sehr aufschlussreich sein, bei denen der Patient

z. B. nach der Verträglichkeit von Alkohol, Käse, Schokolade, Sauerkraut, Tomaten und Hefe gefragt wird.

Bei den Symptomen sollte herausgefunden werden, ob HIT-typische Beschwerden auftreten wie Kopfschmerzen, Darmkoliken, Blähungen, Durchfall und ob es Beobachtungen gibt, die einen Zusammenhang zwischen dem Verzehr bestimmter Nahrungsmittel und dem Auftreten der Symptome vermuten lassen.

Eliminationsdiät

Als eines der wichtigsten Diagnoseverfahren, um eine Histaminintoleranz zuverlässig festzustellen, gilt die Eliminationsdiät. Diese wird über einen Zeitraum von 4 Wochen durchgeführt. Da diese Diät nur über eine aktive Mitarbeit des Betroffenen funktionieren kann, ist sie die aufwändigste und anstrengendste Diagnostikvariante. Allerdings kann durch sie eine sehr zuverlässige Diagnose erfolgen – vorausgesetzt, dass man sich tatsächlich akribisch an die histaminarme Ernährung hält.

Während der vierwöchigen Diät müssen histaminhaltige, aber auch histaminblockierende und histaminfreisetzende Nahrungsmittel und Medikamente unbedingt gemieden werden, um ein aussagekräftiges Ergebnis erreichen zu können.

Da sich Histamin weder schmecken, fühlen noch riechen lässt, ist es für die Betroffenen so schwer, diese unverträglichen Lebensmittel und Präparate herauszufinden. Hier hilft nur, diese entsprechenden „Histaminbomben" auswendig zu lernen, um immer gewappnet zu sein und Diätfehler zu vermeiden.

Während der Diät sollte ein Ernährungstagebuch geführt werden, um mögliche Zusammenhänge zwischen den verzehrten Lebensmitteln und auftretenden Symptomen aufdecken zu können. Bessern sich während dieser vierwöchigen Diät die Beschwerden deutlich, ist von einer HIT auszugehen.

Für die Zusammenstellung Ihrer Eliminationsdiät halten Sie sich am besten an die Tabellen in den Kapiteln „Nahrungsmittel bei Histaminintoleranz", „Medikamentenwirkstoffe bei Histaminintoleranz", „Histaminliberatoren" und „biogene Amine".

Kartoffel-Reis-Diät

Wenn eine Eliminationsdiät zu kompliziert oder aufwändig erscheint, aber auch wenn diese nicht den erhofften Erfolg mit sich bringt, kann eine noch eingeschränktere Ernährungsweise für Diagnostikzwecke herangezogen werden. Hierbei besteht die Ernährung ausschließlich aus Kartoffeln, Reis, Salz und Wasser und wird 5 bis 7 Tage lang durchgeführt.

Wenn während dieser Diätphase die bisher bekannten Symptome ausbleiben, spricht dies dafür, dass diese mit einer Unverträglichkeit von Nahrungsmitteln in Zusammenhang stehen. Die Interpretation der Diätergebnisse sollte jedoch nicht eigenmächtig erfolgen, sondern durch einen Therapeuten oder Ernährungsberater, der mit dieser Vorgehensweise und dem Thema Nahrungsmittelintoleranzen vertraut ist.

Dieser wird die weiteren Schritte festlegen, die sich an die Kartoffel-Reis-Diät anschließen. Wenn während der Diätphase die bisherigen Symptome ausbleiben, besteht der nächste Schritt darin, durch einen sogenannten kontrollierten Kostaufbau bzw. eine Suchdiät alle zwei Tage ein neues histaminfreies Lebensmittel in den Ernährungsplan einzubeziehen. Während dieser Phase ist es wichtig, den Körper genau zu beobachten und mögliche Auffälligkeiten zu dokumentieren.

Grundsätzlich geht man bei einer Kartoffel-Reis-Diät davon aus, dass sie bei diversen Nahrungsmittelunverträglichkeiten zu einer Symptomfreiheit führt. Bei den meisten Personen tritt diese tatsächlich ein, aber nicht bei allen. In diesen Fällen liegen weitere Probleme zugrunde, sei es eine Salicylat-Intoleranz und/oder Fruktoseintoleranz, sodass die Kartoffeln nicht vertragen werden oder eine Infektion mit dem Candida-Hefepilz vorliegt.

Wenn eine Pilzinfektion besteht, kann eine Kartoffel-Reis-Diät sogar zu einer massiven Symptomverschlechterung führen. Denn Candida-Hefepilze ernähren sich von Kohlenhydraten, und da ist eine Kartoffel-Reis-Diät geradezu kontra-produktiv und ein Garant für explosionsartige Pilzvermehrung.

Provokationstest
Bei einem Provokationstest werden dem Patienten absichtlich stark histamin-haltige Nahrungsmittel verabreicht wie z. B. Parmesankäse, Sauerkraut, Rotwein, Salami, Hefe oder Histamin in Tablettenform. Treten nach dem Verzehr dieser „Histaminbomben" die Symptome in bekannter Form auf, ist eine HIT ziemlich wahrscheinlich.

Vor der Testdurchführung wird eine Beschwerdefreiheit unter einer histamin-armen Ernährungsweise geprüft. Außerdem sollten vor der Provokation Antihistaminika und das Immunsystem (Kortison) ausschaltende Medikamente für ca. eine Woche nicht eingenommen werden. Dies ist unbedingt nur nach Rücksprache mit dem behandelnden Arzt durchzuführen! Der Provokationstest wird in seinem Ergebnis noch aussagekräftiger, wenn er als Doppelblindtest placebokontrolliert durchgeführt wird. Dabei erhält der Patient an bestimmten

Tagen sehr histaminreiche oder histaminarme Nahrungsmittel. Weder er noch der Arzt wissen, welcher Tag der histaminreiche bzw. der histaminarme sein wird.

Provokationstests sollten niemals in Eigenregie und ohne ärztliche Betreuung durchgeführt werden. Man weiß nie, wie der Körper reagieren wird, sodass man im schlimmsten Fall auch mit einer Notfallsituation rechnen muss. Aus diesem Grund wird sogar empfohlen, Provokationstests möglichst nur stationär in einem entsprechenden Krankenhaus durchzuführen.

Bluttests

Seit wenigen Jahren erst gibt es eine Möglichkeit, in spezialisierten Labors mit einem Bluttest eine HIT zu diagnostizieren. Hierbei wird die DAO-Aktivität im Blut gemessen und somit überprüft, ob das histaminabbauende Enzym Diaminoxidase in ausreichender Menge vorhanden ist. Möglich ist dies über Vollblut, Plasma oder Serum.

Da die DAO-Aktivität mit der Histaminabbaukapazität im Blut korreliert und zu verschiedenen Tageszeiten nicht gravierend variiert, kann der DAO-Spiegel für die Bestimmung der Wirksamkeit der DAO im Blut herangezogen und somit eine HIT diagnostiziert werden. Eine HIT liegt vor, wenn der Wert unter 3 U/ml liegt, wahrscheinlich ist eine HIT, wenn der Wert zwischen 3 U/ml und 10 U/ml liegt. Ab einem Wert von mehr als 10 U/ml gilt eine HIT als wenig wahrscheinlich. Besonders bei Patienten mit intestinalen Mucosaschäden konnte auffallend oft ein erniedrigter DAO-Spiegel festgestellt werden.

Allerdings kann man bei einem Wert oberhalb des Normalwertes nicht immer mit absoluter Sicherheit davon ausgehen, dass tatsächlich keine HIT vorliegt. Es gibt immer wieder Fälle, bei denen der DAO-Wert im Normbereich liegt, aber trotzdem eine HIT vorliegt. Dies wird damit erklärt, dass bei diesen Personen der Histaminspiegel erhöht ist und sich der DAO-Spiegel angepasst hat. Auch erfahrene Histamintherapeuten stellen immer wieder fest, dass der DAO-Wert im Normbereich ist, aber sämtliche Symptome eine klare Histaminintoleranz ausdrücken. So werden die Nützlichkeit bzw. die derzeit festgelegten Referenzwerte der DAO-Bluttests von einigen Experten in Frage gestellt.

Fällt also der DAO-Wert in den Normbereich, aber sprechen viele Symptome für eine HIT, sollten weitere Diagnostikmethoden wie z. B. die Eliminations- und Provokationsdiät oder eine Histaminspiegelbestimmung durchgeführt werden.

Wird zur Diagnostik lediglich der Histaminspiegel herangezogen, so kann auch dies zu einer Fehlinterpretation führen. Der Histaminspiegel muss bei einer HIT nicht unbedingt erhöht sein, weil dieser ständigen Schwankungen unterliegt. Ein HIT-Patient kann durchaus auch Tageszeiten haben, zu denen er einen völlig unauffälligen Histaminspiegel vorweist.

Zusätzlich können Untersuchungen von Vitamin B6 und Kupfer im Blutspiegel eine sinnvolle Diagnostikergänzung sein. Kupfer und B6 sind essentiell für eine optimale Wirkungsweise der Diaminoxidase. Fehlen diese Spurenelemente, so kann das DAO in seiner Wirkung eingeschränkt sein und so möglicherweise nicht für einen ausreichenden Histaminabbau sorgen.

Erniedrigte Vitamin C-, Vitamin B6- und Kupferspiegel gelten bei Histamin-fachleuten mittlerweile als wichtige Indikatoren für eine Einschränkung der DAO. Sie alle sind Kofaktoren der Diaminoxidase, so dass ein Mangel zu einer unzureichenden Entfaltung der DAO und somit zu einer Histaminintoleranz führen kann. Die Normalwerte für Vitamin B6 liegt zwischen 11,3 und 30 µg/l, für Vitamin C zwischen 4,0 und 20 mg/l.

Obwohl die Bluttests zur Bestimmung der DAO-Aktivität und des Histaminspiegels oft einen langjährigen Leidensweg der HIT-Betroffenen beenden können und sich bei den meisten Patienten signifikante gesundheitliche Verbesserungen einstellen, sobald diese entsprechend einer HIT behandelt werden, übernehmen die gesetzlichen Krankenkassen die Kosten in der Regel nicht.

Um die histaminbedingte Mastozytose zu diagnostizieren, reichen DAO-Bestimmungen nicht aus. Hierfür wird über das Blutserum der Tryptasewert bestimmt.

Pricktest

Bei diesem Test werden histamininduzierte Reaktionen der Haut untersucht. Hierzu wird ein verdünntes Allergen auf die Haut aufgetragen und anschließend oberflächig eingeritzt. Der nun ausgelöste Juckreiz an dieser Teststelle bildet sich nach wenigen Minuten zurück. Ist er jedoch nach 20 Minuten immer noch vorhanden oder zeigt die Haut allergische optische Reaktionen, kann das ein erster Hinweis auf eine HIT sein.

Als alleiniges Diagnostikverfahren, um eine HIT zuverlässig festzustellen, werden Pricktests in der Praxis nicht eingesetzt.

Anders verhält es sich bei Hauttests (H40-Tests), bei denen Histaminquaddeln gesetzt werden. Nach Ablauf von 40 Minuten wird die Größe der Quaddel gemessen. Liegt eine HIT vor, ist die Hautquaddel meistens noch deutlich sichtbar.

Biopsien

Die HIT-Diagnostik anhand einer Biopsie gilt als eine der aufwändigsten Varianten und wird in der Praxis äußerst selten eingesetzt.

Urintest

Ein Urintest auf Methylhistamin kann ebenfalls Aufschluss über eine vorliegende Histaminintoleranz geben, wird in der Praxis aber eher selten durchgeführt. Histamin wird bereits nach wenigen Minuten zu Methylhistamin verstoffwechselt und kann im Urin gemessen werden.

Gentest

Obwohl man davon ausgeht, dass bei den meisten Personen eine Histaminintoleranz erworben ist, wird seit wenigen Jahren zunehmend die Frage diskutiert, ob sie auch genetisch bedingt sein kann und somit bereits von Geburt an vorhanden ist. Doch dies herauszufinden, ist erst seit ca. 3 Jahren möglich, weil entsprechende Gentests bis dahin noch nicht verfügbar waren.

Ein Verdacht, dass eine Histaminintoleranz eine genetische Ursache haben könnte, kommt in dem Moment auf, wenn der DAO-Wert extrem niedrig ist, und eine Histaminintoleranz in der Familie häufiger aufzutreten scheint. Herauszufinden, ob eine genetische HIT-Variante vorliegt, kann hinsichtlich der Therapieaussichten und einer möglichen Reversibilität der Histaminintoleranz bedeutsam sein. Ein sogenannter DAO-Gentest ist hier erhältlich: www.moldiag.de.

Genetische Relevanz hat auch eine mögliche vererbbare Beeinträchtigung der Histamin-Abbaukapazität. Hierfür ist der HNMT-Gentest relevant, der allerdings derzeit noch mit Zurückhaltung gesehen wird.

Ausschluss anderer Erkrankungen

Erkrankungen, die trotz eines ähnlichen Beschwerdebildes nicht auf eine HIT zurückzuführen sind, sollten ausgeschlossen werden. Dies könnten z. B. Beeinträchtigungen der Verdauungsorgane sein, Nahrungsmittelallergien, die über IgE-Antikörper diagnostiziert werden können oder Nahrungsmittelintoleranzen wie Laktose-, Fruktose- und Glutenintoleranz.

Außerdem sollten mögliche Erkrankungen von Nieren, Leber, Bauchspeicheldrüse, Galle und Darm ausgeschlossen werden, denn einige dieser Erkrankungen können zu einer Hemmung der DAO führen.

Schlussfolgerung

Wie die ausführliche Darstellung der derzeit verfügbaren Diagnostikverfahren verdeutlicht, ist eine klare Diagnostik einer HIT sehr diffizil und bedarf einiger therapeutischer Erfahrung. Bedenkt man allerdings, dass die richtige HIT-Diagnose für die betroffenen Patienten das Ende eines oft langjährigen Leidenswegs bedeutet, ist es die Mühe wert. Nach vielen Jahren können die Betroffenen endlich ein neues Leben beginnen und sich durch ihre aktive Mitarbeit von ihren mitunter sehr bedrückenden Beschwerdeheitsbildern befreien.

Jemand, der über 20 Jahre unter tagelangen Migräneattacken gelitten hat, tägliche Durchfälle und jahrelange nächtliche Schweißausbrüche erfahren musste oder nach langer Zeit endlich von seiner chronischen Müdigkeit und den Schwindelanfällen befreit wird, empfindet dieses als ein Geschenk des Himmels und wird dem Therapeuten, der die HIT diagnostiziert und therapiert hat, unendlich dankbar sein und diesen gerne weiterempfehlen.

Nach der Diagnose

Erhält man schließlich die Diagnose, dass eine HIT vorliegt, so kann sich dies wie ein Befreiungsschlag anfühlen. Die Hoffnung und Erwartungshaltung ist nun verständlicherweise enorm, wenn man davon ausgeht, dass man möglicherweise eine jahrelange Odyssee hinter sich hat. Meistens liegen viele Jahre mit enormen gesundheitlichen Einschränkungen und einer immer weniger werdenden Lebensqualität hinter einem.

Mit dieser Art Karriere, die geradezu typisch ist für Betroffene mit Nahrungsmittelintoleranzen und insbesondere einer Histaminintoleranz, ist die Freude umso größer, wenn endlich ein Lichtblick am Horizont erscheint. Zunächst wirkt dieser Lichtblick nur wie ein winziger Hoffnungsschimmer, denn man hat einfach Angst, dass sich auch diese Diagnose wieder als wenig hilfreich herausstellen könnte. Und man kann mit einer Histaminintoleranz möglicherweise zu Beginn nicht viel anfangen, weil man herzlich wenig über sie weiß.

Dabei reicht das Vorstellungsvermögen auch kaum aus, dass die häufig stark beeinträchtigenden Symptome tatsächlich von so einer augenscheinlich winzigen Substanz ausgelöst werden sollen. Kann das überhaupt sein, dass die häufige Atemnot, der ständige Schwindel, die Bauchkrämpfe, Migräne, Schweißausbrüche, chronische Müdigkeit und so vieles mehr von Histamin ausgelöst werden?

Ja, das kann tatsächlich sein. Und es ist Fakt, dass für viele Betroffene nach der Diagnose fast ein neues Leben beginnen kann. Denn je nach Schweregrad der Histaminintoleranz lassen sich die bislang sehr einschränkenden körperlichen Symptome beseitigen oder zumindest spürbar lindern.

Wenn auch Sie nun zu den Glücklichen gehören, die bei denen endlich die wahre Ursache für bislang undefinierbare Beschwerden gefunden wurde, nutzen Sie also die Gunst der Stunde, und freuen Sie sich auf eine bessere Zukunft. Es wird besser, zwar nicht von heute auf morgen, aber bedenken Sie, dass Ihr Weg bis hierher auch nicht nur 2 Tage gedauert hat.

Viele Betroffene haben einen 10-jährigen Leidensweg hinter sich, also was ist dagegen ein Zeitraum von wenigen Wochen oder Monaten, in denen Sie bei Einhaltung einer histaminarmen Ernährung eine deutliche Zunahme Ihrer Lebensqualität erfahren werden?

Diese Perspektive ist doch Motivation pur und Anlass genug, sich histaminarm zu ernähren. Sie können sicher sein: Sie erhalten ein völlig neues Lebensgefühl mit viel mehr Energie und vielleicht so viel Lebensfreude, wie Sie sie schon seit vielen Jahren nicht mehr kannten.

Probieren Sie es doch einfach aus und erwarten Sie voller Freude den Erfolg, der sich bei den allermeisten Patienten bereits dadurch einstellt, indem histaminhaltige Nahrungsmittel gemieden werden.

Nicht immer ist dieser Schritt ausreichend. Wenn nur noch eine minimale Menge an dem histaminabbauenden Enzym Diaminoxidase (DAO) vorhanden ist, müssen entsprechende Kapseln vor jeder Mahlzeit eingenommen werden.

Um eine histaminreduzierte Diät durchführen zu können, ist es anzuraten, einen sehr erfahrenen Ernährungsberater zu kontaktieren und diesen in den ersten Wochen regelmäßig aufzusuchen. Achten Sie bei der Auswahl Ihres Ernährungsberaters darauf, dass er umfangreiche Erfahrungen mit der Histaminintoleranz hat.

Viele Ernährungsberater haben Spezialgebiete, so dass Sie nicht gut aufgehoben sein werden, wenn der Berater z. B. seinen Schwerpunkt auf Diabetes, Adipositas oder Abnehmprogramme legt und kaum über Erfahrungen mit Nahrungsmittelintoleranzen verfügt.

So kann es sehr sinnvoll sein, mitunter lieber einige Kilometer weiter zu fahren, aber dann in wirklich gut aufgehoben zu sein. Denken Sie daran, wie lang Ihr Weg bis hierher war, um endlich die rettende Diagnose zu erhalten. Kürzen Sie nun endlich den weiteren Weg ab, und sparen Sie nicht an den paar Kilometern, die Sie möglicherweise von einem guten Therapeuten trennen könnten.

Natürlich können Sie sich selbst in das Thema einarbeiten und sich einen eigenen Diätplan aufstellen oder eine rote Liste erstellen, um die „Histaminbooster" schnell zu erkennen.

Aber bedenken Sie, dass eine Histaminintoleranz sehr tückisch ist, denn Histamin riecht nicht, schmeckt nicht und man sieht es nicht. Während man beispielsweise bei einer Laktoseintoleranz schnell weiß, dass man milchhaltige Produkte meiden soll und bei einer Fruktoseintoleranz auf das meiste Obst verzichten muss, um beschwerdefrei zu leben, ist hingegen eine Histamin intoleranz wesentlich komplizierter.

Es gibt dabei wenige „Eselsbrücken", an denen man sich orientieren kann, sondern es hilft wirklich nur pures Lernen. Sinnvoll ist, dass man anfangs eine Liste mit den zu meidenden Lebensmitteln bei sich führt und/oder an den Kühlschrank klebt. Besonders am Anfang werden sicherlich immer mal wieder Ernährungsfehler auftreten, mit denen man sich zu viel Histamin zuführt. Aber mit der Zeit lernt man dazu und kann sich die Lebensmittel merken, die okay sind und auch die, die man nicht vertragen hat.

Biogene Amine

Biogene Amine sind natürliche Inhaltsstoffe von vielen Lebensmitteln. Sie entstehen als Abbauprodukte der Nahrungseiweiße. Meistens sind Mikroorganismen an diesen Vorgängen beteiligt, so dass die biogenen Amine besonders in mikrobiell hergestellten Lebensmitteln vorhanden sind wie z. B. in Sauerkraut und Essig.

Durch die Verarbeitungsprozesse wie Gärung, Fermentation, Pökeln, Reifung oder einfach durch lange Lagerung steigt der Anteil der biogenen Amine sehr stark an. So können derart hohe Histaminwerte entstehen, dass sie u. U. sogar auch für jeden gesunden Mensch toxisch wirken können.

Für HIT-ler bedeutet das, Lebensmittel mit biogenen Aminen zu meiden wie unter anderem Schokolade, Tomaten, Avocados und Bananen. Dabei ist die individuelle Toleranzgrenze immer entscheidend, ob auf sie komplett verzichtet werden muss oder kleine Mengen verträglich sind.

Einige der biogenen Amine haben direkten Einfluss auf den Histaminspiegel, indem sie die Histaminausschüttung anregen, andere wiederum verhindern den Abbau von Histamin, weil sie das Enzym Diaminoxidase hemmen. Infolgedessen bedeutet dies, dass nicht nur histaminhaltige, sondern auch Lebensmittel mit biogenen Aminen bei einer HIT vermieden werden sollten.

Das bekannteste biogene Amin ist Histamin, aber auch z. B. Serotonin, Dopamin, Tyramin, Putrescin, Spermin und Phenylethylamin gehören zu den biogenen Aminen.

Die folgende Tabelle zeigt die wichtigsten biogenen Amine:

Biogene Amine:	enthalten u. a. in folgenden Lebensmitteln	Informationen
Agmatin	Käse	
Cadaverin	Fleisch, sobald es verdorben ist	aus Lysin entsteht Cadaverin
Dopamin	Bananen	gilt als Glückshormon, stimmungsaufhellend
Diethylamin	Bier	
Ethylamin	Bier	
Histamin	Käse, Wein, Essig, Fisch, Hefe, Tomaten, Bananen, Sauerkraut	
Histidin	Alge wie Spirulina, Chlorella, Afa-Algen, Eier	Histamin wird aus Histidin gebildet
Noradrenalin	Bananen	
Phenylethylamin	Schokolade, Käse, Kakao	- ist auch ein körpereigenes Hormon - steht im Verdacht, Migräne auszulösen
Putrescin	Bananen, Ananas, Papaya	- ist in frischem Fleisch enthalten - hemmt DAO und ist ein Abbauprodukt von Ornithin - nimmt mit der Dauer der Lagerung zu
Serotonin	Bananen, Ananas, Walnüsse, Avocado, Papaya, Schokolade, Tomaten, Pflaumen, Cashewnüsse	- reguliert Blutzuckerspiegel und Blutdruck - verändert die Schmerzempfindlichkeit - im Gehirn wird Tryptophan in Serotonin umgewandelt
Spermidin	Birnen, Cashewnüsse, Hülsenfrüchte, Weizenkeime	
Spermin	Birnen, Cashewnüsse, Hülsenfrüchte, Weizenkeime, Walnüsse	
Tartracin	Gummibärchen	
Theobromin	Schokolade	hemmt DAO
Trimethylamin	verdorbener Fisch	
Tryptamin	Fleisch gepökelt, Tomaten, Käse	
Tyramin	Käse, Zitrusfrüchte, Sauerkraut, Wein, Käse, Kakao, Schokolade, Wein, Tomaten, Spinat, Kohlrabi, Hefe, Fisch, Wurst, Avocado, Himbeeren, Bananen	hemmt die DAO wird zu Octopamin entsteht aus der Aminosäure Tyrosin steht im Verdacht, Migräne auszulösen

Einige biogene Amine wirken als Histaminlibratoren, u. a. sind dies Tyramin, Serotonin, Dopamin, Octopamin und Phenylethylamin.

Die biogenen Amine stehen im Verdacht, vorrangig vor dem Histamin abgebaut zu werden. Steht dann dem Körper DAO nicht mehr in ausreichender Menge zur Verfügung, um das überschüssige Histamin abzubauen, treten die histaminbedingten Symptome auf.

Der Verzehr von Nahrungsmitteln, die biogene Amine enthalten, ruft besonders dann Symptome hervor, wenn gleichzeitig histaminhaltige Lebensmittel gegessen werden.

Histaminliberatoren

Neben den Lebensmitteln, die Histamin enthalten, gibt es welche, die selbst zwar nicht über hohe Histamingehalte verfügen, aber als so genannte Histaminliberatoren reagieren. Sie setzen das im Körper gebundene Histamin frei, indem sie die Ausschüttung des körpereigenen Histamins anregen und damit den Histaminspiegel im Körper nach oben treiben. Einige Personen reagieren sogar heftiger auf Histaminliberatoren als auf das Histamin selbst. Umgekehrt gibt es auch HIT-ler, denen Histaminliberatoren wenig ausmachen, umso mehr jedoch das Histamin.

Zu den Histaminliberatoren gehören nicht nur Lebensmittel und bestimmte darin enthaltene Zusatzstoffe, sondern auch Medikamente. Gesundheitsbewussten Menschen wird zwar ohnehin empfohlen, Zusatzstoffe zu vermeiden, besonders wichtig ist deren Verzicht jedoch für Personen mit Nahrungsmittelintoleranzen, allen voran für denjenigen mit einer Histaminintoleranz.

In der folgenden Tabelle sind die wichtigsten Histaminliberatoren aufgeführt (außer Medikamentenwirkstoffe):

Alkohol

Allergische Prozesse

Ananas

Arzneimittel (siehe Kapitel „Medikamente")

Avocado

Bakterielle Gifte

Bananen

Birnen

Cashewnüsse

Champignons

Eier (Eiklar)

Energy Drinks

Entzündungen

Erdbeeren

Essig

Grapefruit

Grüner Tee

Himbeeren

Hitze

Hülsenfrüchte

Insektengift

Kakao

Kälte

Käse

Koffein

Lakritz

Mango

Mate Tee

Meeresfrüchte

Nahrungsmittelzusatzstoffe

Nüsse

Orangen

Papaya

Pflaumen

Rotwein

Sauerkaut

Schlangengift

Schokolade

Schwarzer Tee

Senf

Soja

Steinpilze

Stress

Tomaten

Toxische Prozesse

Verletzungen

Walnüsse

Weizenkeime

Zitrusfrüchte

wahrscheinlich sind auch Milch und Kiwis histaminfreisetzend

Histaminfreisetzende Zusatzstoffe sind:

Amaranth

Benzoat

Chinolingelb

Cochenillerot

Erythrosin

Glutamat

Indigotin

Kurkumin

Lactoflavin

Parahydroxybenzoesäureester

Patentblau

Sorbinsäure

Sulfite

Tartrazin

Medikamentenwirkstoffe, die bei einer Histaminintoleranz zu meiden sind

Neben diversen Lebensmitteln gibt es auch zahlreiche Medikamentenwirkstoffe, die den Abbau von Histamin negativ beeinflussen. Dieses sind einerseits Wirkstoffe, die das Histamin abbauende Enzym Diaminoxidase blockieren, und andererseits gibt es Stoffe, die die Histaminfreisetzung steigern und somit als Histaminliberatoren wirken.

Aus diesem Grund ist es bei einer Therapie der Histaminintoleranz nicht nur erforderlich, auf eine histaminreduzierte Ernährung zu achten, sondern auch Medikamente zu vermeiden, die die Histaminbilanz negativ beeinflussen. Dies gilt ganz besonders bei einer Langzeitmedikation. Eine Änderung der Medikation sollte unbedingt nur nach Rücksprache mit dem behandelnden Arzt erfolgen.

Leider sind diese unverträglichen Präparate nicht mit einer entsprechenden Kennzeichnung versehen, so dass es einem HIT-Betroffenen nicht erspart bleibt, das Kleingedruckte in den Packungsbeilagen genau zu lesen. Hierbei geht es in erster Linie um die Inhaltsstoffe, die die Medikamente enthalten. Die Bandbreite der relevanten Präparate reicht von Antibiotika, Schlafmitteln, Schleimlösern bis hin zu Antidepressiva. Darüber hinaus sind auch Narkosemittel und Röntgenkontrastmittel mit besonderer Vorsicht zu verwenden.

Was vielfach nicht bekannt ist, ist die Tatsache, dass Beschwerden, die in Zusammenhang mit der Einnahme von Röntgen-Kontrastmitteln auftreten, sehr häufig auf eine Histaminintoleranz zurückzuführen sind. Sämtliche Röntgenkontrastmittel sind Histaminliberatoren und führen bei HIT-lern zu Beschwerden.

Wird rechtzeitig vor dem Trinken der Kontrastmittellösung ein Antihistaminikum eingenommen (H1- oder H2-Variante), lassen sich die sonst üblicherweise auftretenden Symptome vermeiden. Steht also eine Röntgenaufnahme an, sollte der Radiologe rechtzeitig über die vorliegende HIT in Kenntnis gesetzt werden.

Genau wie bei Röntgenkontrastmitteln, so sollte auch bei einer bevorstehenden Narkose rechtzeitig ein Antihistaminikum verabreicht werden. Unangenehme Begleiterscheinungen wie postoperatives Erbrechen oder abgeschwächte Narkosewirkungen lassen sich so vermeiden.

Medikamentenstoffe, die Histamin freisetzen:

Acetylsalicylsäure (ASS) – Aspirin, Schleimlöser

Diclofenac – Schmerzmittel, Anti-Entzündungsmittel

Flurbiprofen– Schmerzmittel, Anti-Entzündungsmittel

Heparin – Blutverdünner

Indometacin – Rheumamittel

Ketoprofen – Schmerzmittel, Anti-Entzündungsmittel

Kodein – Hustenmedikament

Mefenaminsäure – Anti-Rheumatikum

Naproxen – Schmerzmittel, Anti-Entzündungsmittel

Opiate – Heroin, Morphium

Medikamentenstoffe, die DAO blockieren:

Acetylcystein – Schleimlöser

Acriflavin – Antiseptikum, Schleimlöser

Alprenolol – Betablocker

Ambroxol – Schleimlöser

Aminophyllin – Asthmamittel

Amitriptylin – Antidepressivum

Cefotiam – Antibiotikum

Chloroquin – Anti-Rheumatikum

Clavulansäure – Antibiotikum

Cycloserin – Antibiotikum

Diazepam – Tranquelizer, Valium

Isoniazid – Antibiotikum

Metamizol – Schmerzmittel

Metoclopramid – Magen-Darm-Mittel

Pethidin – Schmerzmittel

Prilocain – Lokalanästhetikum

Propafenon – Herzrhythmusmittel

Propanidid – Narkosemittel

Röntgenkontrastmittel

Theophyllin – Asthmamittel

Thiopental – Schlafmittel

Verapamil – Herz-Kreislauf-Mittel

Es gibt aber nicht nur Medikamente, die sich negativ auf die Histaminbilanz auswirken, sondern sogar die Histaminfreisetzung blockieren. Dies sind Rheuma- und Schmerzmittel, die Fenbufen oder Ibuprofen als Inhaltsstoff enthalten.

Salicylatintoleranz

Salicylsäure ist ein natürlicher Bestandteil in einigen Obst- und Gemüsesorten und kann zur Verstärkung einer Histaminintoleranz beitragen, wenn neben der HIT zusätzlich eine Salicylsäure-Intoleranz vorliegt.

Allerdings führen dann nicht nur Lebensmittel mit der natürlich vorkommenden Salicylsäure zu Problemen. Noch gravierender sind die körperlichen Symptome, wenn salicylhaltige Medikamente eingenommen werden. Dies sind z. B. Aspirin und ASS (Acetylsalicylsäure), also Präparate, die als Blutverdünnungsmittel, Schleimlöser oder Kopfschmerzmittel verordnet werden.

Die Symptome werden dadurch ausgelöst, indem die Salicylsäure zu einer vermehrten Histaminfreisetzung im Organismus führt. Außerdem bewirkt sie eine leichtere Allergenaufnahme über die Darmschleimhaut, wodurch die histaminbedingten Reaktionen verstärkt werden. Diese treten besonders bei chronischen Haut- und Schleimhaut-Problemen auf, die mit dem Verdauungstrakt oder den Atemwegen in Verbindung stehen.

Während früher eine Salicylat-Intoleranz ausschließlich über einen Provokationstest festgestellt wurde, gibt es heute einen entsprechenden Bluttest.

Salicylhaltige Nahrungsmittel sind:

Gemüse:

Aloe Vera

Artischocken

Chicorée

Endivien

Gurken

Kartoffeln

Paprikaschoten

Radieschen

Tomaten

Zucchini

Obst:

Ananas

Apfelsinen

Beeren

Brombeeren

Datteln

Erdbeeren

Heidelbeeren

Himbeeren

Preiselbeeren

Rosinen

Steinobst

Weintrauben

Gewürze:

Anis

Cayennepfeffer

Currypulver

Dill

Muskat

Paprikapulver

Rosmarin

Salbei

Thymian

Zimt

sonstige:

Erdnüsse

Honig

Mandeln

Menthol

Oliven (grüne Oliven werden direkt nach der Ernte mit Salicylsäure behandelt)

Pfefferminztee

Portwein

Quercitin (ist manchmal in Vitamin C enthalten)

Salz-Dill-Gurken

Schwarzer Tee

Tomatenketchup

Worcestersauce

Der tatsächliche Salicylatgehalt variiert sehr stark und ist abhängig von Zubereitungsart, Lagerung und Anbau. So ist interessanterweise der Salicylsäuregehalt in ökologisch angebautem Obst und Gemüse deutlich höher als in konventionell angebauten Nahrungsmitteln.

Dies wird darauf zurückgeführt, dass Pflanzen in Stresssituationen wie z. B. bei Schädlingsbefall mehr Salicylsäure produzieren. Wenn also ein hoher Gemüseverzehr auf ökologischer Basis erfolgt, kann sich daraus eine entsprechend hohe Salicylsäure-Konzentration ergeben.

In ungeschältem und unreifen Obst und Gemüse ist ebenfalls ein vergleichsweise hoher Anteil an Salicylaten zu finden. Bei einer Intoleranz sollten daher großzügig geschältes Obst und Gemüse verzehren.

Einige der Obst- und Gemüsesorten sowie der salicylhaltigen Medikamente sind schon aufgrund der HIT zu meiden. Besteht zusätzlich zur HIT eine Salicylsäureintoleranz, muss auch auf diese Nahrungsmittel und Präparate verzichtet werden.

Ursachen einer Histaminintoleranz

Die Ursachen einer Histaminintoleranz sind im Laufe der letzten Jahre zwar stetig weiter untersucht worden, dennoch fehlen noch viele Informationen bezüglich der Mechanismen, die zu einer Histaminintoleranz führen. Häufig wird die Intoleranz durch eine Kombination mehrerer Faktoren ausgelöst.

Nach bisherigen Kenntnissen geht man von den folgenden Ursachen aus:

Erworbener Enzymdefekt der Diaminoxidase

Als die häufigste Ursache einer Histaminintoleranz gilt ein erworbener DAO-Enzymdefekt. Dieser wird durch eine gestörte Darmflora, Entzündungen der Darmschleimhaut oder Nahrungsmittelallergien ausgelöst. Aber auch Erkrankungen oder Infekte des Magen-Darmtraktes wie Zöliakie, Morbus Crohn, Darmpolypen und Colitis Ulcerosa können dazu führen.

Dabei kann es zu einer verminderten Aktivität der DAO kommen, aber auch zu einem fast kompletten Fehlen oder Mangel der DAO-Enzyme. Hierdurch kann nur noch ein verminderter Histaminabbau im Darm erfolgen, was zu den bekannten HIT-bedingten Beschwerden führt.

DAO-Hemmer

Durch bestimmte Medikamente, Nahrungsmittel, Alkohol und Stress wird die Diaminoxidase in ihrer Funktion blockiert, so dass das Histamin nicht mehr ausreichend abgebaut werden kann.

Überschreitung der persönlichen Toleranzgrenze

Jeder Mensch hat eine persönliche Toleranzgrenze, bis zu der er Histamin vertragen kann. Bei Personen mit einer Histaminintoleranz ist allerdings diese Grenze extrem niedrig, sodass auch schon bei einem vergleichsweise geringen Verzehr histaminhaltiger Nahrungsmittel Symptome auftreten.

Je weniger sich die Betroffenen an eine histaminreduzierte Ernährung halten, umso weiter wird meistens die persönliche Toleranzgrenze herabgesetzt.

Welche Nahrungsmittel zu meiden sind, lesen Sie in dem Kapitel „Nahrungsmittel bei Histaminintoleranz".

Zu viel Verzehr von weiteren biogenen Aminen

Nicht nur auf Lebensmittel, die Histamin enthalten, ist bei einer Intoleranz zu verzichten. Es gibt neben Histamin noch zahlreiche weitere biogene Amine, die sich ungünstig auf eine Histaminintoleranz auswirken. Zu den bekanntesten biogenen Aminen gehören Putrescin, Tyramin, Tyrosin, Spermin, Serotonin und Phenylethylamin.

Sie wirken nicht nur als DAO-Blocker, sondern auch als Histaminliberatoren. Lesen Sie hierzu auch das Kapitel „Biogene Amine".

Vermehrte Histaminfreisetzung

Durch die Zufuhr von bestimmten Nahrungsmitteln, Medikamenten und Alkohol, aber auch durch immunologische Reaktionen und Stoffwechselabläufe wird im Körper vermehrt Histamin freigesetzt. Diese histaminfreisetzenden Substanzen werden als Histaminliberatoren bezeichnet.

Lesen Sie in dem Kapitel „Histaminliberatoren", welche Nahrungsmittel und Medikamente dies betrifft und zu meiden sind.

Vermehrte Histaminproduktion des Körpers

Histamin wird auch vom Körper selbst produziert und ist somit auch eine körpereigene Substanz. Hauptsächlich erfolgt die Produktion in entsprechenden Gewebe- und Blutzellen. Aber auch bestimmte Darmbakterien treten als Histaminproduzenten auf.

Angeborener Enzymdefekt

Neben dem erworbenen Enzymmangel kann dieser Defekt auch angeboren sein. Normalerweise wird die angeborene Variante aufgrund ihrer deutlichen Symptome im Säuglingsalter entdeckt.

Umweltschadstoffe

Auffallend viele Personen, die an einer Umwelterkrankung leiden, weisen eine Histaminintoleranz auf. Schon der inzwischen verstorbene bekannte Toxikologe Dr. Daunderer hatte seinerzeit auf einen Zusammenhang von Umweltschadstoffen und einer Histaminintoleranz hingewiesen.

Er ging davon aus, dass sich eine Histaminintoleranz bessern kann, wenn die allergisierenden Umweltgifte aus dem Körper ausgeleitet werden. Lesen Sie weitere Informationen im Kapitel „Umweltschadstoffe und Histaminintoleranz".

Industrielle Verarbeitung der Nahrungsmittel

Durch die heutzutage überwiegend industrielle Verarbeitung der Nahrungsmittel mit Geschmacksverstärkern, hohem Zuckeranteil, Konservierungsstoffen, Farbstoffen und vielem mehr wird das Verdauungssystem oft überfordert. Besonders die Darmflora kann hierdurch bekanntermaßen stark geschädigt werden.

Je mehr denaturierte Lebensmittel verzehrt werden, umso größer ist das Risiko, dass die Darmflora ihr natürliches Gleichgewicht, bestehend aus gesunden und krankmachenden Darmbakterien, verliert.

Gestörte Darmflora

Eine gestörte Darmflora gilt als unliebsamer Freund und Förderer der Histaminintoleranz, was allerdings häufig nicht bedacht wird. Schädigungen der Darmflora werden durch verschiedene Faktoren ausgelöst wie insbesondere durch Infektionen, Entzündungen, ungesunde Ernährung und Medikamente. Bei letzteren betrifft dies insbesondere Antibiotika, Entzündungshemmer, Cortison und Krebsmedikamente (Chemo-Therapien).

Ist eine gesunde Darmflora aus dem Gleichgewicht geraten, haben Fäulnisbakterien, Pilze und andere schädliche Darmbewohner eine ideale Plattform, die gesundheitsfördernden Darmflorabakterien zu verdrängen. Viele dieser schädlichen Bakterien (insbesondere der Candida-Hefepilz) sind in der Lage, Histamin zu produzieren. Dadurch verschlimmern sie nicht nur eine bereits bestehende Histaminintoleranz, sondern sie können für diese auch ursächlich verantwortlich sein. Besonders fatal wird es dann, wenn der Histaminabbau ohnehin bereits beeinträchtigt ist und durch die schädlichen Darmbakterien zusätzliches Histamin produziert wird.

Wenn der Verdacht auf eine Histaminintoleranz besteht, sollte also der Zustand der Darmflora und Darmschleimhaut untersucht werden. Dies erfolgt durch eine Stuhlprobe, die in spezialisierten Laboren untersucht wird. Stellt sich dabei heraus, dass zu wenige gesundheitsfördernde Bakterien und zu viele schädliche Darmbewohner vorhanden sind, ist eine entsprechende Darmsanierung einzuleiten, die gegebenenfalls auch die Behandlung einer durchlässigen Darmschleimhaut beinhaltet.

Nahrungsmittelallergien und -intoleranzen

Egal, um welche Nahrungsmittelintoleranzen oder -allergien es geht, für ein symptomfreies Leben ist es in der Regel unverzichtbar, die unverträglichen Nahrungsmittel zu meiden.

Wird dies nicht befolgt, sondern wird beispielsweise trotz einer bestehenden Fruktoseintoleranz weiterhin Fruktose verzehrt, führt dies zu einer starken Belastung des Darms. Dies zeigt sich im Laufe der Zeit durch eine beeinträchtigte Darmflora, woraus sich eine Histaminintoleranz entwickeln kann. Denn wie bereits erwähnt, sind bestimmte Darmbakterien in der Lage, Histamin zu produzieren, und andererseits kann die Produktion histaminabbauender Enzyme beeinträchtigt werden.

Darmerkrankungen

Verschiedene gastrointestinale Erkrankungen tragen nicht nur zur Entwicklung einer Histaminintoleranz bei, sondern können möglicherweise sogar als Auslöser fungieren. Dies betrifft Erkrankungen wie Morbus Crohn, Colitis Ulcerosa, Darmpolypen oder Zöliakie (Sprue), aber auch eine Infektion der Darmschleimhaut oder eine träge Verdauung können zu einem vorübergehenden Diaminoxidasemangel führen.

Mangel an Nährstoffen

Damit das histaminabbauende Enzym Diaminoxydase (DAO) hergestellt werden kann, werden bestimmte Bausteine benötigt. Insbesondere sind dies Vitamin B6 und C, Kupfer, Mangel, Mangan und Zink. Ein Mangel eines oder mehrerer dieser Vitalstoffe führt dazu dass die DAO nicht ausreichend hergestellt werden kann.

Da dieser Vitalstoffmangel besonders bei Personen mit der Stoffwechselstörung Pyrrolurie anzutreffen ist, lesen Sie hierzu das Kapitel „Pyrrolurie und HIT".

Leberstörungen

Auch Leberstörungen können zu einer Histaminintoleranz beitragen. Denn neben dem Darm gilt die Leber als wichtiger Produktionsort der DAO und der Histamin-N-Methyltransferase (HNMT).

Übersäuerung

Die heutzutage sehr häufig diskutierte Übersäuerung des Organismus ebenfalls einen deutlichen Einfluss auf die Entstehung und weitere Entwicklung einer Histaminintoleranz. So geht man davon aus, dass die Mastzellen aufgrund der zu großen Säurebelastung zu einer vermehrten Histaminausschüttung angeregt werden.

Die schädlichen Säuren werden dem Körper überwiegend durch säurebildende Nahrung zugeführt, aber auch durch Stoffwechselprozesse, Stress und Umweltgifte entstehen Säuren. Liegt z. B. eine chronische Schwermetallvergiftung vor, ist der Organismus zwangsläufig übersäuert.

Pyrrolurie und Histaminintoleranz

Die Stoffwechselstörung Pyrrolurie wird auch als Kryptopyrrolurie, HPU oder Malvaria bezeichnet und ist eine genetisch bedingte enzymatische Störung im Hämoglobin-Stoffwechsel.

Pyrrolurie-Experten gehen davon aus, dass ca. 10% der Bevölkerung von dieser vererbbaren Störung betroffen sind, und Personen mit einer Umwelterkrankung (MCS) immer eine Pyrrolurie aufweisen.

Über den Urin der Pyrrolurie-Betroffenen werden Pyrrole ausgeschieden und dem Körper damit Zink und Vitamin B6 entzogen. Dies führt zu einem eklatanten chronischen Mangel an Zink und B6, der auch über eine gezielte Ernährung nicht kompensiert werden kann. Die einzige wirksame Therapie besteht darin, lebenslänglich diese Substanzen in Form von speziellen Pyrrolurie-Präparaten (z. B. Pyridoxal-5-phosphat, die aktive Form von Vitamin B6) zu ergänzen, denn sie sind lebenswichtige Co-Faktoren für über 200 Enzyme. Fehlen dem Organismus diese wichtigen Nährstoffe, kommt es zu zahlreichen Störungen im Stoffwechsel und bei enzymbedingten Abläufen.

Die dadurch auftretenden körperlichen Symptome sind sehr vielfältig und reichen von ADHS, psychischen Störungen wie Schizophrenie, Burn-Out-Syndrom, Chronischem Müdigkeitssyndrom, Nahrungsmittelintoleranzen, Lern- und Konzentrationsschwierigkeiten, fehlender Traumerinnerung bis zu Antriebslosigkeit.

Da eine Pyrrolurie ebenso selten erkannt wird wie eine Histaminintoleranz, laufen auch diese Betroffenen häufig jahrelang von einem Therapeuten zum nächsten, um die Ursache ihrer vielschichtigen gesundheitlichen Beschwerden herauszufinden.

Aber dies ist nicht die einzige Gemeinsamkeit, die man der HIT und Pyrrolurie zuordnet. Sehr oft treten sie nämlich kombiniert auf, also wer von einer HIT betroffen ist, hat häufig auch eine Pyrrolurie und umgekehrt. Man kann in diesen Fällen die Pyrrolurie als die Basis für die Entwicklung der HIT sehen. Es gibt inzwischen einige Diskussionen, die eine Histaminintoleranz als Folge der Pyrrolurie sehen.

Aber genau genommen gibt es zwei unterschiedliche Erscheinungsbilder, die bei der Pyrrolurie und den histaminbedingten Symptomen auftreten können. Denn entweder entwickelt sich eine klassische Histaminintoleranz, bei der der Histamingehalt erhöht ist, oder es entsteht eine Histapenie, bei der ein zu niedriger Histaminwert vorliegt.

Pyrrolyriker weisen aufgrund des Zinkmangels in der Regel einen auffallend hohen Kupferüberschuss auf, der dazu führt, dass die Enzyme DAO und MAO das vorhandene Histamin zu schnell abbauen. Also hier wird genau das Gegenteil zu dem erreicht, was bei einer Histaminintoleranz passiert.

Als Grundlage des Zinkmangels wird der B6-Mangel gesehen. Denn ist zu wenig Vitamin B6 vorhanden, können Zink, Mangan, Chrom und Magnesium nur unzureichend aufgenommen werden. Und dieses wiederum kann sich ungünstig auswirken, um eine Histaminintoleranz zu entwickeln.

Hier spielt besonders der B6-Mangel eine entscheidende Rolle, denn durch das Fehlen von B6 wird der Abbau von Histamin direkt beeinflusst. Weil für die Produktion des Enzyms Diaminoxidase Vitamin B6 als Co-Faktor benötigt wird, kann DAO nicht in ausreichender Menge produziert werden und somit der Histaminabbau nicht in der erforderlichen Größenordnung erfolgen.

Ein weiteres Problem stellt der Manganmangel dar, denn aufgrund des fehlenden Mangans kann die Darmschleimhaut das vorhandene Histamin nicht in ausreichender Menge binden. Außerdem wird durch den Manganmangel das Leaky Gut Syndrom vorangetrieben, so dass die Histaminintoleranz sich noch weiter entwickeln kann und Histamin durch die durchlässige Darmschleimhaut in den Organismus gelangt.

Wer die Diagnose Histaminintoleranz erhalten hat, sollte bei begründetem Verdacht und nach Rücksprache mit seinem Therapeuten ggf. einen Urintest auf eine mögliche Pyrrolurie vornehmen. Diesen Test übernehmen die Krankenkassen nicht. Er kostet ca. 30 bis 40 € und wird nur von darauf spezialisierten Laboren angeboten.

Candida und Histaminintoleranz

Eine Histaminintoleranz ist bei zahlreichen Patienten mit einem Candidabefall vergesellschaftet. Viele Fragen sind zu dieser Thematik noch zu klären, aber dennoch lassen sich diverse Zusammenhänge nicht mehr übersehen.

Eine Candidainfektion ist eine Erkrankung mit vielen Gesichtern. Man kann auch sagen, sie ist eine Erkrankung wie ein Chamäleon. Obwohl sich die Symptome bei jedem Menschen anders äußern, haben fast alle Betroffenen eines gemeinsam: Sie leiden unter einer extremen Energieeinschränkung – und sie wissen nicht, warum.

Die Ursachen des Candidabefalls sind vielseitig, sehr häufig entwickelt sich dieser nach dem Einsatz von Antibiotika, Cortison und einer Chemotherapie. All diese Behandlungen haben zur Folge, dass sie die gesundheitsfördernden Darmbakterien eliminieren. Schlechten Bakterien werden dadurch Tür und Tor geöffnet, allen voran breitet sich meistens der Candida-Hefepilz aus.

Der Candida ist ein Krafträuber, er nimmt Lebensenergie, führt sehr oft zu Müdigkeitsattacken, Müdigkeit nach bestimmten Mahlzeiten, Erschöpfung und sehr häufig auch zu chronischer Müdigkeit.

Betroffene laufen oft viele Jahre von einem Therapeuten zum nächsten, ohne dass die Ursache für die Kraftlosigkeit gefunden wird. Meist sind es Zufälle, die dann zur Diagnose führen und nach einem jahrelangen Leben wie in einem Tunnel wieder Licht am Ende der Strecke aufzeigt.

Aber warum schafft es der Candida, die Energie von seinem Wirt abzugreifen? Hierfür liegen mehrere Gründe vor. Da sind zunächst die Nahrungsmittel, die der Pilz für sich verwertet, anstatt die Nährstoffe seinem Wirt zu überlassen. Da der Candida im Darm sitzt, kann er die für ihn relevanten Nährstoffe aus der Nahrung abgreifen, noch bevor sie vom Darm assimiliert werden, um den Organismus zu versorgen.

Besonders nach sehr zuckerhaltigen Mahlzeiten sowie Alkohol und Weizenprodukten tritt bei den meisten Personen eine extreme Müdigkeit ein. Da sich der Candida hauptsächlich von diesen Nahrungsmitteln ernährt, greift er gerade nach einer derartigen Mahlzeit die für ihn lebenswichtigen Nährstoffe ab und nutzt diese ideale Plattform, um sich explosionsartig zu vermehren.

Hat man eine Hefepilzinfektion, so kann man sie oft genau anhand dieser Körperreaktion erkennen. Diese extreme Müdigkeit nach einer pilzfreundlichen Mahlzeit ist so intensiv und ausgeprägt, dass sie nichts mehr mit einem kleinen Mittagstief gemeinsam hat. Man ist wie erschlagen, kann kaum noch geradeaus denken und der Kopf fühlt sich an wie in Watte gepackt. Dabei werden die Augen schwer, man kann sich nicht mehr konzentrieren und die Erledigung von einfachsten Dingen wird zur großen Herausforderung.

Da hilft auch kein Urlaub, kein anderer Job, weniger Arbeit oder ein Spaziergang nach dem Essen. Solange der Candida sein Unwesen treibt, ist nicht mit einer Änderung zu rechnen. Der Kampf wird täglich aufs Neue geführt, Stunden, in denen man wie zerschlagen ist und vor lauter Kraftlosigkeit nicht weiß, wie man den Alltag bewältigen soll. Der Leidensdruck, den die Müdigkeit und Kraftlosigkeit aufgrund einer Candidainfektion ausübt, kann bei einigen Betroffenen sehr ernste Ausmaße annehmen. Besonders Personen, bei denen der Pilz zu einer chronischen Müdigkeit (CFS) führt, sind aufgrund ihrer extremen Kraftlosigkeit häufig nicht mehr arbeitsfähig.

Leider bringen dabei auch die verschiedensten Therapien nur kurze Momente der Glückseligkeit oder auch nur kleine Hoffnungsschimmer. Die beste Therapie wird nicht greifen, wenn sie am Thema vorbei läuft. Das heißt, wenn der Candida nicht entsprechend behandelt wird, bleibt alles andere ein Kampf gegen Windmühlen.

Wird schließlich eine wirkungsvolle Antipilztherapie durchgeführt, ist es immer wieder erstaunlich, wie schnell sich gerade der Energiepegel erholt. Meistens ist schon nach wenigen Tagen zu merken, dass die Kraft zunimmt, die bleierne Müdigkeit fern bleibt und dass die Gier auf Süßigkeiten ganz von allein verschwunden ist.

Und wie hängt der Candidapilz nun mit einer Histaminintoleranz zusammen?

Histamin steht im Verdacht, bei einem starken Candidabefall eine Schutzfunktion zu bilden und damit einen positiven Einfluss auf den Körper auszuüben.

Ist der Candida in einem großen Ausmaß vorhanden, führt dies zu einem erhöhten Histaminspiegel. Doch dies ist nur ein Aspekt, der bei der komplexen Kombination Candida-Histamin-Intoleranz zu berücksichtigen ist.

Durch die Anwesenheit des Candidas im Darm entstehen Fuselalkohole. Dies merkt man selbst daran, dass man sich nach bestimmten Mahlzeiten (z. B. Zucker, einfache Kohlenhydrate) wie benebelt fühlt. Durch den Alkohol kommt es im Darm zu einer weiteren Histaminproduktion, aber auch zum Fortschreiten des Leaky Gut Syndroms.

Die Durchlässigkeit der Darmschleimhaut wird zusätzlich dadurch begünstigt, indem der Candida besonders gern an der Darmschleimhaut andockt. Somit trägt der Candida mehrfach dazu bei, dass die Darmschleimhaut beschädigt und durchlässig wird, mit dem Ergebnis, dass unverdaute Nahrungsbestandteile und auch Histamin in die Blutbahn gelangen.

Eine gesunde und intakte Darmschleimhaut hat diverse Aufgaben zur Gesunderhaltung des Organismus zu erfüllen. Eine wesentliche Aufgabe besteht darin, das histaminabbauende Enzym Diaminoxidase zu produzieren. Ist die Darmschleimhaut jedoch geschädigt, ist sie hierzu nicht mehr in der Lage, so dass im Dünndarm nicht mehr ausreichend DAO vorhanden ist.

Und dies ist der Punkt, an dem sich der Kreis schließt. Liegt eine durchlässige Darmschleimhaut in Kombination mit einer Histaminintoleranz vor, so ist es sinnvoll, den Patienten zusätzlich auf einen Candidabefall hin zu untersuchen. Denn ein durchlässiger Darm kann nur dann effektiv therapiert werden, wenn gleichzeitig auch der Candida behandelt wird.

Und nur mit einer gesunden Darmschleimhaut lässt sich schließlich eine Histaminintoleranz erfolgreich lindern.

Der Einfluss der Galle bei der Histaminintoleranz

Was die Galle mit einer Histaminintoleranz zu tun hat? Auf den ersten Blick besteht diesbezüglich nicht unbedingt ein Zusammenhang, doch dies ändert sich bei genauerer Betrachtung und liefert eine interessante Grundlage für weitere Therapieansätze, um eine Histaminintoleranz erfolgreich zu behandeln.

Ist die Galle in ihrer Aktivität z. B. durch Gallensteine, einen gestörten Gallenabfluss usw. eingeschränkt, kann die Nahrung nicht ausreichend aufgespalten werden. Dies hat zur Folge, dass der Speisebrei unverdaut in den Darm gelangt und hier zu einer gestörten Darmflora führt. Dauert diese Situation über einen längeren Zeitraum an, so kann sich der Hefepilz Candida wie auf einem roten Teppich ausbreiten, was die Histaminintoleranz weiter anheizt und die Darmschleimhaut porös werden lässt.

Lassen sich also trotz der histaminarmen Ernährung, Antihistaminika, DAO-Kapseln und einer Darmsanierung die histaminbedingten Beschwerden nicht auf ein verträgliches Maß reduzieren, so sollte die Funktion der Galle unbedingt untersucht werden. Gelegentlich wird dann in diesem Zusammenhang auch eine gleichzeitige Schwäche der Bauchspeicheldrüse festgestellt, die mit der Gabe von entsprechenden Enzymen behandelt werden kann.

Es gibt sogar Berichte, nach denen eine Entfernung der beeinträchtigten Gallenblase zur völligen Beschwerdefreiheit von histaminbedingten Symptomen geführt haben soll.

Wissenschaftliche Grundlagen zu diesen Erfahrungen gibt es derzeit allerdings keine, so dass möglicherweise von Einzelfällen auszugehen ist.

Leaky Gut bei der Histaminintoleranz

Im folgenden Kapitel soll auf die Schädigung der Darmschleimhaut einge-gangen werden, die durch eine Fehlbesiedelung des Darms entstehen kann. Denn eine Therapie der Histaminintoleranz muss bei vielen Betroffenen auch die „Reparatur" der Darmschleimhaut beinhalten.

Der Darm ist die Zentrale des Immunsystems. Ist er gesund, sind in ihm dreimal mehr Immunzellen vorhanden als in allen anderen Körperregionen zusammen. Man geht davon aus, dass sich ca. 70% des Immunsystems in den Zellen der Darmschleimhaut befinden.

Durch eine geschwächte Darmschleimhaut wird somit zwangsläufig das Immunsystem stark beeinträchtigt. Infolgedessen entstehen häufige Infektionen mit Bakterien, Viren und Pilzen. Mit einem intakten Immunsystem und einer funktionierenden Abwehr könnte dies vermieden werden.

Der Verdauungstrakt ist mit einer Schleimschicht ausgestattet, mit der fremde Substanzen abgefangen werden. Mit einer Größe von ca. 300 qkm ist die Darmschleimhaut die größte Kontaktfläche des Körpers zur Außenwelt. Die dort angesiedelten Abwehrzellen sind oft die ersten, die mit Fremdstoffen oder Mikroben aus der Umwelt in Kontakt kommen.

Im Darm entscheidet sich, was in den Körper aufgenommen und was ausge-schieden wird, indem die Darmschleimhaut quasi die innere Grenze des Körpers zur Außenwelt darstellt. Die Darmschleimhaut ist das erste Verteidi-gungssystem gegen Fremdstoffe von außen. Erst danach folgen die anderen Organe wie Lymphe, Leber, Nieren, Lunge und die Hautoberfläche.

Die Darmschleimhaut ist wie ein umspannendes Netz, das als Schutz im Darm vorhanden ist. Hiermit soll verhindert werden, dass Giftmoleküle und Allergene in den Blutkreislauf und somit in den Körper eindringen können.

Durch verschiedene Auslöser kann die Darmschleimhaut jedoch in dieser Funktion eingeschränkt werden, indem es zu einer Lockerung der so genannten Tight Junctions zwischen den Mucosazellen kommt. Dieser Zustand wird als „durchlässiger Darm" bzw. „Leaky Gut Syndrom" bezeichnet. Die Ursachen für diese löchrige Darmschleimhaut sind vielschichtig, meistens jedoch sind Candida-Hefepilze sowie Nahrungsmittelintoleranzen und – Allergien involviert. Darüber hinaus führen auch verschiedene gastrointestinale Erkrankungen dazu sowie Medikamente, die sich ungünstig auf das Darm-milieu auswirken.

Je länger diese Faktoren vorhanden sind, umso weiter breitet sich die Durchlässigkeit der Darmschleimhaut aus. Wird also beispielsweise nicht auf die unverträglichen Nahrungsmittel verzichtet und gleichzeitig mithilfe bestimmter Präparate die Darmschleimhaut repariert, nimmt die Permeabilität der Darmschleimhaut immer weiter zu. Eine der Folgen zeigt sich darin, dass im Laufe der Jahre immer weniger Nahrungsmittel vertragen werden.

Täglich wird die Darmschleimhaut mit zahlreichen Stoffen konfrontiert. Im Darm entscheidet sich, was der Körper aufnimmt und was er wieder aus-scheidet.

Wenn die Schleimhaut intakt ist, gelangen Fremdstoffe und unverdaute Bestandteile als Abfallstoffe erst gar nicht weiter in den Organismus, sondern werden über den Darm ausgeleitet. Beim so genannten Leaky Gut Syndrom (durchlässiger Darm) ist aber genau an dieser Stelle der Schwachpunkt: Substanzen, die normalerweise verdaut werden, gelangen durch die löchrige

Darmschleimhaut in den Blutkreislauf und damit in den gesamten Organismus. Damit können generalisierte Allergien oder Nahrungsmittelallergien ausgelöst werden.

Bildlich gesehen kann man sich das so vorstellen, als wenn das verzehrte Salatblatt mit dem beigelegten Putenfilet im Blutkreislauf landet. Dort aber gehören diese unzureichend zerkleinerten Nahrungsbestandteile nicht hin, sondern sie müssen vorher in die einzelnen Nährstoffe aufgespalten werden. Geschieht dies nicht, wie beim Leaky Gut, gelangen die unverdauten Nahrungsbestandteile in den Blutkreislauf und richten großen Schaden an.

Die unverdauten Nahrungsbestandteile bilden eine schlammartige Masse, die andere Organe belastet und damit deren Funktionstüchtigkeit stark beeinträchtigt. Zusätzlich zu den unvollständig gespaltenen Nahrungsbestandteilen gelangen über die durchlässige Darmschleimhaut auch Toxine in den Körper, was zu verschiedensten krankhaften Beschwerden führen kann.

Durch eine durchlässige Darmschleimhaut gelangt auch wesentlich mehr Histamin in den Organismus als eigentlich vorgesehen. Dies führt zu einer deutlichen Verschlimmerung der histaminbedingten Symptome. Im Umkehrschluss bedeutet dies, dass eine intakte Darmschleimhaut eine Histaminintoleranz enorm mildern kann.

Eine Behandlung einer durchlässigen Darmschleimhaut kann durch verschiedene Maßnahmen erfolgen. In den vergangenen Jahren hat sich hier insbesondere die Verabreichung von einem vulkanischen Mineral (Zeolith) bewährt. Aber auch die Verordnung von Zink, Colibogen und Bauchspeicheldrüsenenzymen führt neben einer Behandlung eines eventuellen Gallensäurenverlustes zu einer Wiederherstellung der Darmpermeabilität.

Außerdem sollten die unverträglichen Nahrungsmittel und Medikamente, die zu einer erhöhten Durchlässigkeit der Darmschleimhaut führen, gemieden werden (z. B. Aspirin). Besonders wichtig ist hier auch der Verzicht auf Alkohol. Er ist aufgrund seines Histamingehaltes nicht nur unverträglich, sondern er erhöht außerdem noch die Darmpermeabilität.

Ein durchlässiger Darm wird durch das Vorhandensein von Candida forciert, denn der Hefepilz kann sich in die Darmschleimhaut des Dünndarms einnisten und die Schleimhaut daran hindern, wieder eine intakte geschlossene Schutzschicht zu bilden. Weitere Informationen über Candida lesen Sie in dem Kapitel „Candida und Histaminintoleranz".

Um einen durchlässigen Darm zu diagnostizieren, wird bei einer Stuhlprobe der Alpha-1-Antitrypsin-Wert untersucht. Ist dieser erhöht, ist von einem Leaky Gut Syndrom auszugehen.

Umweltschadstoffe als eine Ursache der HIT

Umweltschadstoffe spielen bei vielen Erkrankungen eine wesentlich größere Rolle, als vielfach bekannt ist. Besonders der renommierte Toxikologe Dr. Daunderer wies seinerzeit immer wieder darauf hin, dass das Risiko einer Histaminintoleranz in dem Maße zunähme, in dem der Körper mit Umweltschadstoffen belastet sei.

Bei der Histaminintoleranz sind es hauptsächlich Schwermetalle wie Quecksilber, Palladium, Cadmium, Nickel und Blei, die zu einer Entstehung der HIT beitragen und sie sogar auslösen können. Aber auch weitere Umweltgifte wie Holzschutzmittel, Schimmelpilze, Pestizide, Autoabgase unterstützen die Entwicklung einer Histaminintoleranz.

Diese Umweltgifte siedeln sich in diversen Organen wie der Bauchspeicheldrüse und dem Darm an, aber auch in Knochen, im Gehirn und in Nervenzellen. Sie können den gesamten Stoffwechsel so stark beeinträchtigen, dass verschiedene Abläufe nicht mehr reibungslos verlaufen.

Bei vielen Personen mit Nahrungsmittelintoleranzen wird immer wieder ein Zusammenhang mit Schwermetallen beobachtet. Schwermetalle wie Quecksilber, Palladium, Blei, Chrom, Cadmium und Nickel sind sehr häufig in den Verdauungsorganen anzutreffen. Und fast immer ist es der Darm, der in Mitleidenschaft gezogen wird.

Im Darm führt dies nicht nur zur Enzymblockade, sondern auch dazu, dass sich der Hefepilz Candida manifestiert. Dieser ist eine automatische Selbsthilfereaktion des Organismus, um diesen vor schlimmeren Schäden der Schwermetalle zu bewahren.

Dabei tragen nicht nur der Candida, sondern auch die Schwermetalle selbst zu einer Schädigung der Darmflora einschließlich der Darmschleimhaut bei. Durch diese Schädigung wird die Diaminoxidase blockiert und der Histaminabbau behindert.

Diese Zusammenhänge erklären, warum bei einer intensiv ausgeprägten Histaminintoleranz auch ein Blick auf eine möglicherweise vorhandene Schwermetallbelastung geworfen werden sollte. Wird dieser Verdacht bestätigt, so ist für eine erfolgreiche Therapie der Histaminintoleranz eine Schwermetallausleitung unerlässlich.

Das Thema „Schwermetalle" wird leider in der täglichen Praxis immer noch sehr unzureichend berücksichtigt. Dabei liegt aber gerade in einer Schwermetallbelastung die Ursache für so viele augenscheinlich unerklärliche Symptome und Erkrankungen.

Auch an der extremen Zunahme von Nahrungsmittelunverträglichkeiten sind Schwermetalle nicht ganz unbeteiligt. Bei einigen Intoleranzen liegt ein Enzymmangel zugrunde, der dazu führt, dass bestimmte Lebensmittel nicht aufgespalten und ausreichend verdaut werden können. Der Zusammenhang zwischen Schwermetallen und Nahrungsmittelintoleranzen wird darauf zurückgeführt, dass zahlreiche Enzyme in ihrer Funktion blockiert werden, wenn Schwermetalle im Körper im Übermaß vorhanden sind.

Auffallend ist, dass sich nach einer erfolgreichen Ausleitung der Umweltgifte oftmals die Intoleranzen zurückbilden und viele bislang unverträgliche Lebensmittel wieder vertragen werden.

Mastozytose

Symptome der Mastozytose werden im medizinischen Alltag sehr häufig übersehen und vorschnell anderen Erkrankungen zugeordnet.

Man unterscheidet zwischen einer kutanen Mastozytose, bei der sich die Vermehrung der Mastzellen auf die Haut konzentriert und einer systemischen Mastozytose, bei der Organe außerhalb der Haut betroffen sind wie hauptsächlich das Knochenmark, aber auch die Leber, Milz und Lymphknoten. Da eine Mastyozytose meistens in Zusammenhang mit dermatologischen Symptomen gesehen wird, kommt es häufig dazu, dass die systemische Form bei der Diagnostik übersehen wird, wenn die Haut keine verdächtigen Symptome aufweist.

Die tatsächlich zuverlässigen Diagnoseverfahren sind mitunter noch nicht überall dort bekannt, wo sie es sein sollten. So wird für die Feststellung einer möglichen Mastozytose die Serum-Tryptase bestimmt. Liegt der ermittelte Wert bei über 20 ng/ml, ist dies ein deutlicher Hinweis auf eine systemische Mastozytose.

Einige Experten halten zur Diagnostik die isolierte Bestimmung der Tryptase allerdings für nicht ausreichend und empfehlen, zusätzlich eine histologische Untersuchung des Knochenmarks oder der Schleimhaut aus dem Verdauungstrakt vorzunehmen.

Bei Patienten mit Mastozytose ist der Histaminspiegel fast immer erhöht. Verzehren Mastozytose-Betroffene Lebensmittel mit hohem Histamingehalt oder histaminfreisetzende Lebensmittel, verschlechtert sich ihr Krankheitsbild.

Neben dem Histamin kommt es auch zu einer vermehrten Ausschüttung weiterer Mastzellen-Inhaltsstoffe ins Blut, wie z. B. der Mastzelltryptase.

Bei vielen (allerdings nicht allen!) Symptomen, die durch eine Mastozytose ausgelöst werden, ist die Einnahme von H1-Antihistaminika angezeigt. Bisweilen werden nur wenige Therapiemöglichkeiten als evidenzbasiert betrachtet, sodass sich Behandlungen oft an der individuell auftretenden Symptomatik orientieren.

Histamin und Krebs

Bereits seit mehreren Jahren werden auf internationaler Ebene Studien und Tierversuche durchgeführt, bei denen mögliche Zusammenhänge zwischen Histamin und einer Krebsentstehung erforscht werden. Diese bezogen sich bisher auf Haut-, Darm-, Lungen-, Bauchspeicheldrüsen- und Brustkrebs.

Die dabei erzielten Ergebnisse scheinen Möglichkeiten von histamininduziertem Krebsgeschehen zu bestätigen. Die zu dieser Thematik forschenden Wissenschaftler glauben, festgestellt zu haben, dass Histamin besonders bei Brustkrebs eine bedeutende Rolle spielt. Ein Beweis für diese Annahme wird darin gesehen, dass die gemessenen Histaminwerte bei Brustkrebs-Patientinnen deutlich höher lagen als bei gesunden Personen.

Die Forscher vermuten, dass die Brusttumorzellen Histamin freisetzen und sich dadurch der Histaminspiegel im Blutserum erhöht. Außerdem gehen sie davon aus, dass der Histaminabbau durch eine eingeschränkte Diaminoxidase-Aktivität gestört ist.

Für einen deutlichen Zusammenhang zwischen Krebs und Histamin sprechen auch weitere Testergebnisse, bei denen gezielte Antihistaminika als Brustkrebstherapie eingesetzt wurden. Diese Studien waren so erfolgreich, dass mittlerweile Überlegungen angestellt werden, bei bestimmten Brustkrebs-varianten Antihistaminika in die Therapie einzubeziehen.

Weitere Forschungen sollen zukünftig durchgeführt werden, die nicht nur die Wirkung von Antihistaminika bei Brustkrebs, sondern auch bei anderen Krebsarten untersuchen. Erste Forschungsergebnisse gibt es bei Darmkrebs, bei dem sich das Antihistaminika „Cimetidin" erfolgreich gezeigt hat, um weiteres Wachstum von Darmkrebs zu verhindern.

Bei weiteren anstehenden Forschungen wird es nicht nur darum gehen, die Wirkmechanismen von Histamin bei der Entstehung bestimmter Krebsarten eingehender zu ergründen, sondern auch die Zusammenhänge, warum das Wachstum von Tumoren anscheinend durch Histamin kräftig angekurbelt und beschleunigt wird.

Zusammenhänge zwischen Hormonen und Histamin-intoleranz

Obwohl einige Bestandteile der Wechselwirkungen zwischen einer Histamin-intoleranz und Hormonen in Fachkreisen bekannt sind, wird deren Zusammen-hang im Praxisalltag kaum berücksichtigt.

Schon allein die Tatsache, dass verhältnismäßig wenige Männer betroffen sind lässt eine Verbindung von Hormonen und Histamin vermuten.

Auch wenn einige Facetten des komplizierten Zusammenhangs von Hormonen und Histamin noch nicht aufgedeckt sind, so wird dennoch dem Östrogen ein besonders starker Einfluss zugeschrieben. Hier ist allerdings nicht relevant, ob sich die absolute Östrogenmenge im Normbereich bewegt, sondern bedeutsamer ist das Verhältnis des Östrogens in Relation zu anderen Hormonen wie insbesondere zum Progesteron.

Der Hormonhaushalt ist sehr sensibel und kann durch vielfältige Einflüsse aus dem Gleichgewicht geraten. Neben einer nährstoffarmen Ernährungsweise haben auch Faktoren wie Stress und Umweltschadstoffe einen starken Einfluss auf das Hormongeschehen. In vielen Fällen kann eine gezielte und verantwortungsvolle Verabreichung von Hormonen in Kombination mit der Behandlung der Histaminintoleranz eine deutliche Verbesserung der Symptome bringen.

Die Verabreichung von Hormonen sollte sehr vorsichtig und mit Bedacht erfolgen. Auch wenn bei den meisten betroffenen Patientinnen eine Symptomverbesserung erreicht werden kann, so kann es bei einigen leider auch ins Gegenteil umschlagen.

Menstruation und Histaminintoleranz

Dass eine Verbindung von Hormonen und Histamin besteht, und auftretende Symptome zyklusabhängig sind, wurde durch verschiedene Untersuchungen deutlich. Eine gilt als besonders interessant, denn sie zeigte eine vermehrte Quaddelbildung in Abhängigkeit einer zyklusabhängigen Erhöhung des Östrogenplasmaspiegels.

Mittlerweile geht man davon aus, dass durch die Erhöhung des zyklusabhängigen Östrogenspiegels ein Zuviel an Histamin zu einer Verstärkung von Dysmenhorrhoe führen kann. Auch die Seekrankheit, die bekanntermaßen histamininduziert ist, ist hormonabhängig und tritt während der Menstruation in einem stärkeren Ausmaß auf.

Darüber hinaus vermutet man, dass der Diaminoxidasespiegel hormonbedingt während der Menstruation herabgesetzt ist und aus diesem Grund das vorhandene Histamin nicht ausreichend abgebaut werden kann. Infolgedessen treten gerade am Anfang der Periode besonders häufig histaminbedingte Symptome auf wie beispielsweise krampfartige Unterleibsschmerzen und Migräne.

Auch kurz vor dem Eisprung treten die Symptome bei vielen betroffenen Frauen auf, sodass sie die Erfahrung machen, während der ersten Woche nach der Periode ihre beste Zeit haben und die Symptome nicht auftreten. In dieser Phase vertragen sie auch deutlich mehr Lebensmittel als in den anderen Wochen des Menstruationszyklusses.

Einfluss auf derartige Wechselwirkungen hat unter anderem die Tatsache, dass Histamin auch im weiblichen Genitaltrakt produziert wird und zwar vornehmlich durch entsprechende Mastzellen und andere Zellen, die sich in der Gebärmutter und den Eierstöcken befinden. Unterleibskrämpfe während der Menstruation werden darauf zurückgeführt, dass sich die Gebärmutter in diesen Tagen zusammenzieht, was durch den erhöhten Histaminspiegel verstärkt wird.

Dabei könnten Schmerzen wie diese, sowie weitere körperliche Beeinträchtigungen gelindert werden, wenn die Beseitigung eines zu hohen Histaminspiegels in die Behandlung einfließen würde. Anstatt Schmerzmittel zu verwenden, die bei menstruationsbedingten Unterleibskrämpfen oftmals nicht die erhoffte Linderung erreichen, ist es in den meisten Fällen sinnvoller, die Histaminbilanz zu beeinflussen. Hierfür eignen sich DAO-Kapseln und Antihistaminika, die vorbeugend, aber auch bei bestehenden Beschwerden, verabreicht werden. Empfehlenswert ist die Einnahme bereits schon drei Tage vor Beginn der Menstruation.

Bei stark beeinträchtigenden Menstruationsbeschwerden, empfehlen einige Gynäkologen die Einnahme der Pille. Viele betroffene Frauen erleben hierdurch eine starke Linderung ihrer menstruationsbedingten Symptome. Und sobald sie die Pille absetzen, kehren die altbekannten Beschwerden wieder zurück. Dass dieser Effekt mit dem Histaminhaushalt in Verbindung steht, ist nicht sehr bekannt, wird in Fachkreisen aber nicht bezweifelt.

Schwangerschaft

Dass eine enge Verbindung zwischen Hormonen und Histamin besteht, zeigt sich ganz besonders deutlich während der Schwangerschaft. Inzwischen weiß man, dass sich die meisten Frauen mit einer Histaminintoleranz allein schon im Hinblick auf die sich abmildernden histamininduzierten Symptome darüber freuen können, schwanger zu sein.

Somit wird für die meisten Frauen mit einer HIT die Schwangerschaft von dem positiven Nebeneffekt begleitet, dass sie vorübergehend nicht mehr unter Migräne, Juckreiz, Heuschnupfen, Hautausschlägen, Schweißausbrüchen, Asthma, Heuschnupfen oder anderen histaminbedingten Symptomen leiden. Auch die Verträglichkeit der Lebensmittel verbessert sich oft in beeindruckender Weise, sodass manche HIT-ler sogar fast alles essen können. Manche Frauen fühlen sich so gut wie lange nicht mehr oder sogar so gut wie nie zuvor.

Möglich wird dieser Mechanismus dadurch, dass sich der Diaminoxidase-Spiegel massiv erhöht. Ab dem dritten Schwangerschaftsmonat kann dieser um den Faktor 100 bis 500 ansteigen. Dies wird darauf zurückgeführt, dass der Körper die Produktion der Diaminoxidase enorm ankurbelt (besonders in der Plazenta), um den Organismus vor einem ungewollten Schwangerschaftsabbruch zu schützen. Denn ein zu hoher Histaminspiegel kann zu einem

Zusammenziehen der Gebärmutter führen. So könnte bereits ein Verzehr von extrem histaminhaltigen Lebensmitteln wie beispielsweise Parmesankäse zu einer Kontraktion der Gebärmutter führen.

Der Zustand der stark zurückgebildeten Histaminintoleranz kann noch einige Monate nach der Schwangerschaft anhalten. Allerdings lässt die gesteigerte Diaminoxidaseproduktion wieder nach, so dass es nur eine Frage der Zeit ist, bis die altbekannten Symptome wieder in Erscheinung treten.

Wechseljahre

Ab dem 40. Lebensjahr reduziert sich bei den meisten Frauen die Produktion von Östrogenen und Gestagenen in den Eierstöcken. Diese beiden Hormone sind am weiblichen Zyklus beteiligt, und durch die nachlassende Hormonproduktion kommt es zunächst zu Unregelmäßigkeiten im Zyklus, bis die Menstruation schließlich ganz ausbleibt.

Die hormonellen Veränderungen in dieser Lebensphase führen bei ca. 80 % der betroffenen Frauen zu zahlreichen körperlichen Symptomen. Von diesen erleidet ungefähr jede dritte Frau so starke Beeinträchtigungen, dass sie den Alltag ohne eine entsprechende medizinische Behandlung kaum bewältigen können.

Dass hier häufig das Histamin involviert ist, wird im Praxisalltag leider viel zu selten berücksichtigt. Dabei ist gerade bei den Wechseljahren ein Zusammenhang von Hormonen und Histamin sehr offensichtlich, wenn man allein die Tatsache bedenkt, dass die meisten von einer Histaminintoleranz betroffenen Personen Frauen sind, und zwar im Alter von 40 Jahren oder älter.

Sie befinden sich also in einer Lebensphase, in der der Körper deutlich weniger Östrogen produziert und Symptome, die für eine HIT geradezu typisch sind, besonders häufig in Erscheinung treten. Experten, die sich mit Histamin auskennen, führen die in dieser Lebensphase auftretenden HIT-typischen Symptome auf einen verringerten Östrogenspiegel zurück.

War es bis vor wenigen Jahren noch weit verbreitet, zur Linderung von Wechseljahresbeschwerden synthetische Hormone zu verabreichen, hat sich hier aufgrund des inzwischen unstrittigen erhöhten Krebsrisikos mehr Zurückhaltung etabliert. Allerdings wird im Praxisalltag kaum berücksichtigt, dass sich durch eine Therapie der Histaminintoleranz einige Symptome spürbar verbessern können, sodass eine Verabreichung von Hormonen nicht unbedingt erforderlich wird.

Ergänzend zu einem Abbau des überschüssigen Histamins empfiehlt die Naturheilkunde diverse pflanzliche (phytotherapeutische) Mittel, um den Hormonhaushalt auf sanfte Weise ins Gleichgewicht zu bewegen. Hier kommen Präparate wie z. B. Rotklee, Frauenmanteltee, Mönchspfeffer (Agnus Castus) und Traubensilberkerze, die auch als Phytoöstrogene bezeichnet werden, in Frage. Auch Soja wird häufig empfohlen, eignet sich bei einer HIT allerdings nicht.

Besonders gute Erfahrungen werden inzwischen sehr häufig mit natur-identischem Progesteron gemacht. Diese verschreibungspflichtige Creme wird einige Tage pro Monat auf die Haut (z. B. Oberschenkel) aufgetragen und trägt spürbar zu einem ausgeglichenen Hormonhaushalt bei.

Ob und in welcher Dosierung die Verabreichung von natürlichen Hormonen in Betracht kommt, kann durch die bei Gynäkologen üblichen Bluttests meistens nicht ausreichend festgestellt werden. Ganzheitlich arbeitende Therapeuten bevorzugen spezielle Speicheltests, mit denen nicht nur Östradiol, Östriol und Progesteron bestimmt werden können, sondern auch Testosteron und DHEA. Diese Speicheltests werden nur von wenigen darauf spezialisierten Laboren angeboten. Eines der bekanntesten ist medivere diagnostics (www.medivere.de), die Kosten werden von den gesetzlichen Krankenkassen in der Regel nicht übernommen.

Schilddrüse

In Deutschland weisen ca. 15 % der Menschen einen krankhaften Befund der Schilddrüse auf. Obwohl somit viele Millionen Menschen betroffen sind, gehört die Schilddrüse zu den völlig vernachlässigten Organen. Meistens ist es ein Zufallsbefund, der Probleme der Schilddrüse ans Tageslicht befördert.

Und da die Schilddrüse für die Bildung von überaus wichtigen Hormonen zuständig ist, die an zahlreichen körperlichen Funktionen beteiligt sind, können die auftretenden körperlichen Beeinträchtigungen sehr stark sein. Diese zeigen sich zumeist als Kombination mehrerer Symptome, bestehend aus Schweißausbrüchen, Gewichtsproblemen, Haarausfall, Schlafstörungen, Müdigkeit und zahlreichen weiteren.

Das Erkrankungsrisiko nimmt mit zunehmendem Alter deutlich zu. Ab dem 45. Lebensjahr ist jede zweite Frau betroffen und weist einen pathologischen Schilddrüsenbefund auf. Überhaupt trifft es Frauen deutlich häufiger als Männer – ein Umstand, der auch bei der Histaminintoleranz vorhanden ist.

Auf den ersten Blick vermag es etwas abwegig erscheinen, eine Schilddrüsenerkrankung mit einer Histaminintoleranz in Verbindung zu bringen, doch auf den zweiten Blick zeigt sich sehr deutlich ein Zusammenhang. Allein schon die Tatsache, dass viele Betroffene von spürbaren Verbesserungen der

Histaminintoleranz und weiterer Nahrungsmittelunverträglichkeiten berichten, sobald ihre Schilddrüse erfolgreich „eingestellt" ist, lässt aufhorchen. Erfahrenen Therapeuten sind diese Zusammenhänge längst bekannt und werden von ihnen entsprechend in der Diagnostik berücksichtigt.

Um eine zuverlässige Diagnose einer eventuellen Schilddrüsenerkrankung zu erhalten, sollte man sich an erfahrene Spezialisten wenden. Idealerweise sucht man hierfür einen Endokrinologen auf, wenngleich auch das leider keine Garantie für eine zuverlässige Diagnose ist. Manchmal ist es sinnvoll, einen explizit auf Schilddrüsenerkrankungen spezialisierten Arzt aufzusuchen, wenn- gleich dieser in der Regel nicht mit gesetzlichen Krankenkassen zusammen- arbeitet und die Untersuchungen etc. somit selbst bezahlt werden müssen.

Die relevanten Blutwerte sollten nicht nur das TSH beinhalten, sondern es ist auch wichtig, das freie T3, T4 sowie die TPO-Antikörper zu überprüfen. Ergänzend wird in der Regel eine Ultraschalluntersuchung durchgeführt.

Die Erkrankungen, die die Schilddrüse betreffen, zeigen sich als eine Unter- oder Überfunktion, sowie in Form einer Autoimmunerkrankung namens Hashimoto Thyreoiditis. Während eine Unter- und Überfunktion therapeutisch vergleichsweise einfach zu regulieren ist, erweist sich die Behandlung von Hashimoto bei vielen Patienten als eine komplizierte Angelegenheit. Aber ausgerechnet diese Form der Schilddrüsenerkrankung ist es, die besonders häufig in Zusammenhang mit Nahrungsmittelintoleranzen, und allen voran einer Histaminintoleranz, auftritt. Im Praxisalltag zeigt sich allerdings leider allzu oft, dass Hashimoto als auch Nahrungsmittelintoleranzen extrem häufig übersehen werden.

Das hat für betroffene Patienten oft unsägliche Konsequenzen, so dass sie mit ihren diffusen und die Lebensqualität sehr einschränkenden gesundheitlichen Problemen jahrelang von Arzt zu Arzt laufen. Wird schließlich eines von beiden entdeckt, braucht es dann oftmals noch eine weitere lange Zeit, bis auch das noch fehlende „Puzzleteil", nämlich Hashimoto oder eine Nahrungsmittelintoleranz, noch gefunden wird. Eine frühzeitigere Diagnostik könnte so manchen Leidensweg abkürzen. Wünschenswert ist also unbedingt, dass viel bekannter wird, dass Hashimoto und HIT bei vielen Patienten im Doppelpack auftreten.

Darüber hinaus kann es sinnvoll sein, auch auf glutenhaltige Lebensmittel zu verzichten. In der Praxis zeigt sich häufig, dass dies zu einer deutlichen Reduzierung der Symptome führt, wenn die therapeutischen Maßnahmen in Bezug auf Hashimoto und HIT noch nicht den erhofften Erfolg aufweisen. Um hier keine „Pferde scheu zu machen": Ein Verzicht auf Gluten muss hier nicht zwingend mit einer Zöliakie in Verbindung stehen, bei der lebenslang kein Gluten verzehrt werden darf. Es ist hier vielmehr von einer Glutenintoleranz die Reden, bei der die glutenreduzierte Ernährungsweise nicht so strikt befolgt werden muss und je nach persönlicher Toleranzgrenze kleinere Mengen möglich sind.

Therapiemöglichkeiten der Histaminintoleranz

Ab dem Tag der HIT-Diagnose sollte gelten: Nach vorn schauen, sich mit den Therapiemöglichkeiten auseinandersetzen und sich über jeden noch so kleinen Therapieerfolg riesig freuen.

Und auch wenn sich eine Histaminintoleranz auf den ersten Blick sehr umfangreich und kompliziert anfühlt, so sollte man sich immer wieder die Perspektive vor Augen führen: Von nun an geht`s bergauf. Denn eine erworbene HIT kann durchaus reversibel sein, zumindest jedoch sind ihre Symptome bei vielen Betroffenen deutlich reduzierbar.

Die heute verfügbaren Therapien und Erfahrungen sind für viele Betroffene ein wirklicher Segen, hingegen gab es bis vor wenigen Jahren für HIT-Patienten nur eine Therapiemöglichkeit, nämlich das Meiden histaminhaltiger, - freisetzender und -blockierender Nahrungsmittel und Medikamente. Auch heute noch steht diese Ernährungsweise als Therapiebestandteil an erster Stelle. Zur Freude der HIT-Betroffenen gibt es mittlerweile aber noch weitere zusätzliche Möglichkeiten, um ein weitgehend beschwerdefreies Leben trotz Histaminintoleranz führen zu können.

Begleitend zur histaminarmen Ernährung kann damit die Lebensqualität der Betroffenen enorm verbessert werden, denn nicht bei jedem reicht eine Ernährungsumstellung aus, um tatsächlich beschwerdefrei zu werden. Da eine Histaminintoleranz nicht so einfach strukturiert und therapierbar ist wie z. B. eine Laktoseintoleranz und sie außerdem zu weitaus bedrohlicheren gesundheitlichen Beschwerden führen kann, ist eine umfangreiche Aufklärung und Ernährungsbegleitung des Patienten unbedingt erforderlich.

Denn nur, wenn man als Betroffener die Gefahrenquellen kennt, kann man sie meiden und für eine minimale Histaminzufuhr und einen optimalen

Histaminabbau sorgen. Dabei geht es insbesondere darum, die histaminhaltigen Lebensmittel, biogenen Amine und Histaminliberatoren kennen zu
lernen, um dieses Wissen in den Alltag umsetzen zu können.

Aminosäuren

Erfahrungen mit einem durch ein Aminogramm (Aminosäuren-Blutprofil)
optimierten und individualisierten Aminosäurenpräparat haben gezeigt, dass
vielen Menschen mit Histaminintoleranz oder anderen Nahrungsmittelunverträglichkeiten geholfen werden kann.

Möglich wird dies durch den günstigen Einfluss bestimmter Aminosäuren auf
die Darmschleimhaut, die bekanntermaßen bei vielen Personen mit einer
Histaminintoleranz beeinträchtigt ist.

Antihistaminika

Antihistaminika sind klassische Medikamente gegen Allergien und eine weitere
Möglichkeit, histaminbedingte Beschwerden zu lindern oder gar zu vermeiden.
Sie blockieren die Histaminrezeptoren und verhindern das Andocken von
Histamin im Gewebe.

Hierbei muss unbedingt berücksichtigt werden, dass sie nicht bei jeder
Histaminsymptomatik wirksam sind. Dies betrifft z. B. Beschwerden des
Magen-Darm-Trakts, weil sich die Wirkung erst nach dem Passieren der
Darmschleimhautbarriere entfalten kann.

Bei Hautproblemen wie Hautquaddeln und Juckreiz, Migräne, Asthma und
allergischem Schnupfen sind Antihistaminika hingegen neben der histamin-
freien Diät meistens das Mittel der ersten Wahl. Antihistaminika sind zwar in

der Lage, Symptome zu unterdrücken, beseitigen allerdings nicht die Ursache. Sie sind auch kein Freifahrtschein für ein symptomfreies Leben. So treten Beschwerden auch weiterhin auf, wenn zwar Antihistaminika eingenommen werden, aber auf der anderen Seite keine histaminreduzierte Ernährungsweise erfolgt.

Bei der Behandlung der HIT werden Antihistaminika vom Typ H1-Rezeptorblocker besonders erfolgreich verwendet. Sie sind in der Lage, die Kontaktstelle zu blockieren, an die sich das Histamin andockt, so dass das Histamin seine Wirkung nicht entfalten kann. Durch Antihistaminika werden allerdings nicht der Histaminabbau und das Freisetzen von Histamin beeinflusst. Dies ist bei der Therapie unbedingt wichtig zu bedenken und erklärt auch, warum Antihistaminika kein Allheilmittel bei einer Histaminintoleranz ist.

So ist bei vielen Patienten eine Kombination aus Antihistaminika und DAO-Kapseln effektiver als die alleinige Verabreichung nur eines dieser Präparate. Damit können größere Histaminmengen vertragen werden, wenn die Präparate rechtzeitig vor dem Essen eingenommen werden.

Bei einigen HIT-Patienten ist es ausreichend, wenn DAO-Kapseln nur vorbeugend genommen werden, und zwar in Situationen, wenn eine histaminhaltige Mahlzeit nicht verhindert werden kann wie z. B. beim Ausessen und auf Reisen.

Bei einer bevorstehenden Operation oder Röntgenuntersuchung sind hingegen Antihistaminika einzusetzen und DAO-Kapseln uneffektiv. Da Röntgenkontrastmittel und Narkosemittel Histaminliberatoren sind, entstehen bei Personen mit einer HIT sehr unangenehme Nebenwirkungen. Diese sind vermeidbar, wenn rechtzeitig vor der Verabreichung des Kontrastmittels Antihistaminika eingenommen werden.

HIT-Patienten sollten also vor entsprechenden Eingriffen die jeweiligen Therapeuten über ihre Histaminintoleranz informieren.

Somit können Risikofaktoren wie z. B. eine unzureichende Schmerzunempfindlichkeit während der Operation und das Erbrechen nach einer Operation weitgehend vermieden werden.

Um nicht unnötig bei einem Notfall in Situationen zu geraten, in denen man ohne die rechtzeitige Einnahme von Antihistaminika operiert wird, ist es sinnvoll, eine Bescheinigung oder einen Allergieausweis mit sich zu führen.

Antihistaminika sind apothekenpflichtig und sollen nur nach Rücksprache mit dem Arzt eingenommen werden. Gängige Antihistamin-Präparate sind beispielsweise Loratin, Telfast, Cetirizin und Ebastel.

Cromoglycinsäure

Durch Cromoglycinsäure (DNCG) kann der Histaminspiegel im Gewebe und die Histaminfreisetzung reduziert werden. Diese Therapieform ist bereits seit den 1960-er Jahren bekannt und hat besonders positiven Einfluss bei Migräne, atopischer Dermatitis, Migräne, Bauchschmerzen und Blähungen.

DAO-Kapseln

Mit der Einführung von sogenannten DAO-(Diaminoxidase)-Kapseln kam im Jahr 2006 endlich Bewegung in die Therapie-Möglichkeiten einer Histaminintoleranz. Bis dahin bestand für Personen mit einem Enzymmangel die einzige Behandlungsmöglichkeit darin, sich histaminreduziert zu ernähren.

Doch auch trotz der konsequenten Einhaltung einer extrem histaminarmen Diät lassen sich bei einer stark ausgeprägten HIT die Symptome kaum bewältigen.

Es mussten also Mittel und Wege gefunden werden, um diesen Personen wieder ein Stück Lebensqualität zurückgeben zu können. Da bei den meisten HIT-Patienten das histaminabbauende Enzym Diamnoxidase (DAO) fehlt, war es die logische Konsequenz, eine Möglichkeit zu suchen, mit der das überschüssige Histamin abgebaut werden kann. Und dies am besten dadurch, indem das hierzu erforderliche Enzym DAO substituiert wird.

Mit Kapseln, die unter dem Namen „Daosin" erhältlich sind und bis Februar 2008 als „Pellind" bekannt waren, ist genau dies seit einigen Jahren möglich. Mit den Kapseln wird die DAO-Menge im Dünndarm zumindest vorübergehend erhöht, so dass das überschüssige Histamin abgebaut werden kann und sich automatisch die aufgrund eines zu hohen Histaminspiegels entstehenden Symptome verringern bzw. erst gar nicht auftreten.

Sollten trotz der DAO-Kapseln noch histamininduzierte Beschwerden auftreten, kann dies mit der Ernährung zusammenhängen, indem über die Nahrung zu viel Histamin zugeführt wird. Aber auch wenn die Lebensmittel Liberatoren enthalten, zu viel körpereigenes Histamin produziert wird oder andere Faktoren zugrundeliegen, die die Histaminbilanz ungünstig beeinflussen, greifen DAO-Kapseln nicht.

Aber auch die Dosierung der DAO-Kapseln hat einen wesentlichen Einfluss auf die Wirksamkeit. Manche Therapeuten gehen davon aus, dass die in den Packungsbeilagen der DAO-Anbieter angegebenen Mengen möglicherweise zu gering sind. Im Allgemeinen wird pro 25 kg Körpergewicht 1 Tablette empfohlen.

Das in den Kapseln enthaltene Enzym stammt aus tierischen Organen (Schweinenierenextrakt) und entspricht der körpereigenen menschlichen Diaminoxidase. Je nach Körpergewicht werden 15 bis 30 Minuten vor einer Mahlzeit 2–3 Kapseln mit etwas Flüssigkeit eingenommen. Dabei wird die Kapsel ganz geschluckt und nicht zerkaut, damit sich der Kapselinhalt im Darm optimal entfalten kann.

DOA-Kapseln bauen nicht nur das überschüssige Histamin ab, sondern aktivieren außerdem das Enzymsystem, sodass es seine Aufgaben wieder besser ausüben kann. Dies wird dadurch erreicht, indem die Kapseln die Coenzyme B6 und Kupfer enthalten.

Auch wenn es verlockend klingt, mit den DAO-Kapseln endlich wieder „normalere" Mahlzeiten und unbeschwerter Essen genießen zu können, ist es sinnvoll, in den ersten 6 Wochen trotz der Einnahme der DAO-Kapseln eine histaminfreie Diät durchzuführen. Denn je nach Schweregrad und Ursache der Histaminintoleranz ist es bei vielen Betroffenen nicht ausreichend, eine histaminreiche Mahlzeit mit der Einnahme von DAO-Kapseln abzupuffern.

Die Versuche, sich mithilfe von DAO-Präparaten langsam wieder an histamin-reichere Nahrungsmittel heranzutasten, sollten nicht übereilt und nur in kleinen Schritten umgesetzt werden. Das Führen eines Ernährungstagebuches ist als Begleitung sehr hilfreich.

Auch eine regelmäßige Blutkontrolle, bei der der DAO-Wert bestimmt wird, kann sinnvoll sein, um abwägen zu können, ob langsam histaminreichere Lebensmittel in den Ernährungsplan aufgenommen werden können. Wenn sich durch den Vergleich der Blutwerte feststellen lässt, dass sich der DAO-Wert verbessert, steigt auch die Wahrscheinlichkeit, dass histaminreichere

Lebensmittel vertragen werden. Aber wie gesagt – immer sehr vorsichtig herantasten und nicht übermütig werden.

Denn nicht bei jedem Patienten gelingt es, durch eine regelmäßige Einnahme von DAO-Kapseln den DAO-Wert dauerhaft zu erhöhen. Vor wenigen Jahren kursierten Therapeutenempfehlungen, nach denen man die DAO-Kapseln über einen Zeitraum von mindestens 6 Monaten einnehmen sollte. Hierdurch sollte sich der DAO-Gehalt im Darm dauerhaft verbessern, sodass histaminreichere Nahrungsmittel vertragen werden sollten. Die Praxis zeigt allerdings, dass sich hierdurch nicht bei allen Patienten der DAO-Wert dauerhaft auf einem höheren Niveau einpendelt.

Dennoch sind die DAO-Tabletten für viele Betroffene ein großer Segen. Für manche „Härtefälle" haben sie eine seit vielen Jahren nicht mehr gekannte Lebensqualität zurückgebracht. Die DAO-Verabreichung gehört inzwischen zu einem festen Bestandteil bei einer Behandlung der Histaminintoleranz und ist für viele HIT-Patienten zu einem unverzichtbaren Präparat geworden.

Die DAO-Kapseln sind als diätetisches Lebensmittel bzw. Nahrungsergänzungsmittel in Apotheken und in bestimmten Internetshops erhältlich. Und genau diese Klassifizierung ist es, die bei den Betroffenen zu einem Wermutstropfen führt: Nahrungsergänzungsmittel werden in der Regel nicht von Krankenkassen erstattet.

Selbst wenn bei einem Patienten die Enzympräparate ganz offensichtlich zu einer spürbaren Verbesserung des Gesundheitszustandes führen, und eine zuvor bestandene Arbeitsunfähigkeit dadurch beendet werden kann, wird eine Kostenübernahme nicht bewilligt. Stattdessen nehmen die Krankenkassen lieber in Kauf, bei einer Arbeitsunfähigkeit Krankengeld zu bezahlen.

Das ist ein klassisches Beispiel für Gesetzeslagen, die man als unmittelbar Betroffener nicht verstehen kann. Argumentiert wird damit, dass trotz der offensichtlichen zahlreichen positiven Ergebnisse mit den DAO-Kapseln keine gesicherten Studienergebnisse vorliegen würden.

Durchschnittlich kostet eine Kapsel ca. 1 €, und auch wenn man das eine oder andere Sonderangebot ergattert, liegt man preislich in der Regel nicht so spürbar darunter, als dass man sich eine regelmäßige Einnahme sozusagen aus der Portokasse leisten könnte. Denn geht es nach den Einnahme-empfehlungen der Hersteller und Therapeuten geht, liegt die tägliche Einnahmemenge bei mindestens 3 x 2 Tabletten, was somit täglich 6,- € entspricht. Dies an 30 Tagen im Monat ergibt also stolze 180,- €.

Aufgrund dieser finanziellen Hürde ist davon auszugehen, dass ein Großteil der HIT-Patienten die Enzympräparate nur für einen begrenzten Zeitraum einnimmt oder ausschließlich für besondere Situationen vorsieht. Hier sind es hauptsächlich Ereignisse, bei denen man kaum die Möglichkeit hat, sich histaminarm zu ernähren wie beim Ausessengehen, bei Einladungen und auf Reisen.

Aber auch für den Fall, dass man seine Disziplin nicht im Griff hat, der innere Schweinehund Überhand gewinnt und man trotz der guten Vorsätze sündigen möchte. Denn auch das kommt immer mal vor, dass man trotz der bekannten Symptome nicht auf den leckeren Schokoladenkuchen, Rotwein oder alten Käse verzichten möchte.

Für viele HIT-Patienten sind die DAO-Kapseln dann quasi ein Rettungsanker, der ihnen ermöglicht, ohne die sonst üblicherweise auftretenden Symptome diese besonderen Situationen erleben zu können.

Darmsanierung

Bei der Behandlung einer Histaminintoleranz ist es immer ratsam, sich auf die Suche nach einem möglichen Verursacher zu begeben, denn umso besser lässt sich die Erkrankung in den Griff bekommen. Da die Ursachen einer HIT sehr vielfältig sind, ist dies allerdings oft leichter gesagt als getan. Bei vielen Betroffenen steht die Intoleranz in Verbindung mit einer gestörten Darmflora. Somit macht es Sinn, dies bei der Diagnostik zu berücksichtigen.

Vorausgesetzt, es liegt keine andere Erkrankung des Verdauungstraktes vor, aus der eine verminderte DAO resultieren könnte, sollte anhand einer Stuhl-probe nach bestimmten Parametern gesucht werden. Hier geht es darum, festzustellen, ob zu wenige gesundheitsfördernde Bakterien (insbesondere Lakto- und Bifidobazillen) und schädliche Darmbewohner vorhanden sind wie z. B. Fäulnisbakterien, Candida-Hefepilze und Parasiten.

Von Bedeutung ist aber auch der Zustand der Darmschleimhaut, die unterhalb der Darmflora angesiedelt ist. Je stärker die Darmflora geschädigt ist, umso wahrscheinlicher ist auch eine Schädigung der Darmschleimhaut. Diese neigt dazu, durchlässig zu werden, was als „Leaky Gut Syndrom" bezeichnet wird und ebenfalls behandlungsbedürftig ist.

Die Darmsanierung umfasst in diesen Fällen nicht nur die Wiederaufforstung der gesundheitsfördernden Darmbakterien, sondern auch die Behandlung einer geschädigten Darmschleimhaut. Wenn die Darmsanierung erfolgreich durchgeführt wird, kann sich sogar eine sehr stark ausgeprägte Histamin-intoleranz spürbar verbessern.

Darmsanierungen sind im schulmedizinischen Metier bisweilen kaum ein Thema. Obwohl hinlänglich bekannt ist, dass eine geschädigte Darmflora in Verbindung mit zahlreichen unterschiedlichen Krankheitsbildern steht, wird dieser Zusammenhang nicht nur völlig vernachlässigt, sondern oft sogar belächelt. Bisweilen scheint das Thema Darmflora eher eine Domäne von naturheilkundlich orientierten Ärzten und Heilpraktikern zu sein.

Damit man möglichst erst gar nicht mit derartigen Erlebnissen konfrontiert wird, ist es empfehlenswert, sich im Vorfeld bereits über die gängigen Untersuchungsmethoden und Therapiemöglichkeiten der Praxis zu erkundigen. Internetseiten geben zwar selten alle notwendigen Informationen preis, aber oftmals kann man sich schon ein sehr realistisches Bild machen. Im Zweifelsfalle ruft man an, das erspart so manche unnötige Anfahrt.

Auch ein Austausch mit anderen Betroffenen kann diesbezüglich sehr hilfreich sein. In einschlägigen Internetforen kann man Kontakte zu Gleichgesinnten aufnehmen und sich wertvolle Tipps geben lassen.

Histaminarme Ernährung

Wenn eine Histaminintoleranz festgestellt wird, führt kein Weg daran vorbei, die Ernährung langfristig umzustellen. Ziel ist es, eine histaminarme Ernährung durchzuführen. Dabei werden Lebensmittel und Medikamente ohne biogene Amine, ohne histamin-freisetzende und DAO-blockierende Eigenschaften auf den Speiseplan gesetzt.

Um dies umsetzen zu können, ist es wichtig, alle Lebensmittel genau zu überprüfen, ob und inwieweit sie über Eigenschaften verfügen, die sich ungünstig auf die Histaminbilanz auswirken. Je stärker die Histaminintoleranz ausgeprägt ist, umso strikter und disziplinierter muss die Ernährung erfolgen.

Bei sehr schweren oder akuten Fällen ist es angezeigt, eine komplett histaminfreie Diät aus Kartoffeln und Reis durchzuführen. Dies setzt voraus, dass nicht zusätzlich zur HIT eine Intoleranz auf Salicylsäure besteht, da diese in Kartoffeln enthalten ist und zu ganz ähnlichen Symptomen wie eine HIT führt.

Zu Beginn der HIT-Diagnose hat man schnell das Gefühl, vor einem großen Berg zu stehen und mit dem Umsetzen der histaminarmen Ernährung überfordert zu sein. Ganz wichtig ist, sich zu informieren, um die Histaminintoleranz besser verstehen und umsetzen zu können. Eine große Erleichterung ist es, sich anfangs besonders auf die Nahrungsmittel zu konzentrieren, von denen man aus Erfahrung weiß, dass man sie gut verträgt und die als „Histaminbomben" bekannten Lebensmittel zu meiden.

Besonders histaminhaltig sind Alkohol, lang gereifter Käse, Gepökeltes, Spinat, Tomaten und Hefe. Am besten ist es, möglichst nur ganz frische Nahrungsmittel zu verzehren, denn durch Lagerung (außer durch Tiefkühlen) reichert sich Histamin an.

Grundsätzlich ist darauf zu achten, dass es nicht nur Histamin enthaltende Lebensmittel gibt, sondern auch Histamin freisetzende, die als sogenannte Histaminliberatoren fungieren. Sie setzen das im Körper gebundene Histamin frei, indem sie die Ausschüttung des körpereigenen Histamins anregen und somit zu einem Anstieg des Histaminpegels führen. Lesen Sie hierzu das Kapitel „Histaminliberatoren".

Eine ausführliche Liste mit verträglichen und zu meidenden Lebensmitteln finden Sie im Kapitel „Nahrungsmittel bei Histaminintoleranz".

Um die „gefährlichen" Lebensmittel kennen zu lernen und Sicherheit für die histaminarme Ernährung zu erreichen, ist das Einbeziehen einer erfahrenen Ernährungsberaterin empfehlenswert. Sie wird außerdem auch darauf achten, dass die Mahlzeiten ausreichende Mengen an Mikronährstoffen, Vitaminen, Mineralstoffen und Spurenelementen enthalten.

Dabei sollte sie in ihrer Beratung auch darauf eingehen, dass durch die gravierende Nahrungsmittelumstellung die Lebensqualität des HIT-Patienten nicht zu stark beeinträchtigt wird und die persönlichen Bedürfnisse ausreichend berücksichtigt werden. Diese Gradwanderung erfordert viel Einfühlungsvermögen, aber vielmehr noch ist eine umfangreiche Erfahrung auf dem Gebiet der Histaminintoleranz erforderlich.

Dabei ist es für den Ernährungsberater beim Erstellen des individuellen Ernährungsplans wichtig, die individuelle Verträglichkeitstoleranzgrenze herauszufiltern. Gesunde Menschen nehmen mit der Nahrung täglich durchschnittlich 4 mg (Milligramm) Histamin zu sich. HIT-Patienten bekommen allerdings schon ab einer Dosierung von 15 µg (Mikrogramm) Beschwerden. Trotz der unzureichend vorhandenen Diaminoxidase sind auch bei Personen mit einer sehr ausgeprägten HIT-Form noch kleinere Mengen an DAO vorhanden. Diese ist davon abhängig, wie intensiv die Diaminoxidase im Darm eingeschränkt ist.

Der restlichen Enzymaktivität ist es in der Regel zu verdanken, dass bei den meisten HIT-Patienten noch geringe Histaminmengen und andere biogene Amine vertragen werden. So ist es bei jedem HIT-Betroffenen unterschiedlich, wie extrem die histaminfreie Diät ausfallen muss, ob er z. B. maximal 15 Mikrogramm Histamin täglich verträgt oder ob seine Toleranzgrenze etwas höher ausfällt.

Um den persönlich zugeschnittenen Diätplan zusammenzustellen, ist eine enge Kooperation zwischen dem HIT-Patienten und der Ernährungsberatung unerlässlich. Dennoch werden sich trotz aller Vorsicht beim Herantasten an die verträglichen Nahrungsmahlzeiten Ernährungspannen und -fehler nicht immer vermeiden lassen. Denn einerseits ist die individuelle Toleranzgrenze unterschiedlich, andererseits schwanken die Histamingehalte der Lebensmittel. Je stärker die HIT ausgeprägt ist, umso schwieriger ist es, einen sicher verträglichen Ernährungsplan zusammenzustellen. Besonders herausfordernd ist dies allerdings, wenn noch weitere Intoleranzen bestehen.

Auch trotz einer guten begleitenden Ernährungsberatung führt meistens leider kein Weg am vorsichtigen Ausprobieren vorbei, um sich an die persönlich verträgliche Menge heranzutasten. Das Führen eines Ernährungstagebuchs mit der genauen Aufzeichnung der verzehrten Nahrungsmittel, Getränke und Medikamente sowie den auftretenden Symptomen kann hier eine große Hilfe sein. Hierdurch können Symptomreduzierungen durch die histaminfreie Ernährung, aber auch Diätfehler aufgedeckt werden, die zum Wiederauftreten der Beschwerden führen.

Wird die histaminarme Ernährung konsequent umgesetzt, verbessern sich je nach Schweregrad und Beschwerdebild die Symptome innerhalb von zwei bis vier Wochen sehr deutlich.

Einige histaminbedingte Krankheitsbilder können sogar derart positiv beeinflusst werden, dass kaum noch eine medikamentöse Behandlung erforderlich ist. Anders sieht dies bei Asthma aus, denn hier kann eine histaminarme Ernährung nicht die Basisbehandlung mit Antihistaminika ersetzen. Allerdings können sich durch die Diät die Symptome meistens sehr deutlich verbessern mit dem erfreulichen Resultat, dass die benötigten Medikamente (nach Rücksprache mit dem behandelnden Arzt) reduziert werden können.

HIT-Patienten sind immer wieder erstaunt, wie schnell sich nach der Ernährungsumstellung die Verbesserung der Gesundheit einstellt. Für Personen, die eine jahrelange Odyssee mit starken gesundheitlichen Beschwerden hinter sich haben, ist diese Erfahrung wie ein neues Leben. Dieses Glücksgefühl macht es dann auch oft einfacher, den Verzicht auf bestimmte Nahrungsmittel nicht als einen zu großen Einschnitt in die Lebensqualität zu empfinden.

Selbst wenn mal zwischendurch ein Diätfehler unterläuft, kann man ihn psychisch wesentlich besser verkraften als in den anstrengenden Jahren zuvor, in denen man einfach nicht wusste, warum der Körper sich mit so vielen unerklärlichen Beschwerden meldete. Passiert dann doch mal ein kleines Missgeschick und trifft man auf mehr Histamin als beabsichtigt, dient dies stets der erneuten Motivation, beim nächsten Essen doch wieder disziplinierter zu sein.

Eine Histaminintoleranz bedeutet nicht bei jedem Betroffenen einen lebenslangen Verzicht auf histaminreiche Lebensmittel. Bei vielen reicht eine vorübergehende Karenzzeit von mehreren Wochen oder Monaten aus, nur bei extremer und einer genetisch bedingten HIT dauert die Unverträglichkeit viele Jahre bzw. lebenslänglich an.

Hat man erst mal eine Weile die als verdächtig geltenden Lebensmittel gemieden, kann man sie langsam wieder in den Speiseplan integrieren. Sinnvoll ist dabei ein schrittweises Vorgehen, bei dem pro Tag oder besser erst an jedem zweiten Tag, maximal ein neues Lebensmittel hinzugefügt wird. So lässt sich am besten herausfinden, ob ein Lebensmittel tatsächlich verträglich ist.

Vitamin B6, Vitamin C und andere Nahrungsergänzungsmittel

Neben DAO-Kapseln und Antihistaminika, mit denen sich eine Histaminintoleranz positiv beeinflussen lässt, spielen auch einige Vitalstoffe eine wichtige Rolle.

Besonders betrifft dies die Vitamine B6 und C. Interessanterweise weisen auffallend viele HIT-Patienten einen Mangel dieser beiden Nährstoffe auf, und werden diese über einen längeren Zeitraum substituiert, verbessert sich das Beschwerdebild sehr häufig. Zurückgeführt wird dies darauf, dass bei einem Mangel dieser Vitamine die Diaminoxidase nicht in ausreichender Menge produziert werden kann.

Die Mengen, die hierfür benötigt werden, kann man nicht über die Ernährung erreichen, so dass entsprechende Vitaminpräparate erforderlich sind.

Vitamin C

Vitamin C gilt als Gegenspieler des Histamins und ist in der Lage, sich mit den Histaminen zu verbinden, so dass sich die hieraus entstehenden Substanzen in normale und unschädliche Stoffwechselprodukte auflösen.

Für die Umwandlung von Histamin benötigt der Körper sehr viel Vitamin C. Doch genau dies ist bei Personen mit einer Histaminintoleranz häufig nicht ausreichend vorhanden, mit der Folge, dass bei einem Vitamin-C-Mangel der Histamingehalt im Blut erhöht ist. Personen, die sich unausgewogen ernähren, viel Stress ausgesetzt sind, rauchen oder mit Umweltschadstoffen belastet sind, sind besonders häufig von einem Vitamin C Mangel betroffen.

In einer Studie durch B. Clemetson, in der es um die Wechselwirkungen zwischen Vitamin C und Histamin ging, wurde festgestellt, dass der Histaminspiegel umso mehr ansteigt, je mehr sich der Vitamin-C-Wert von seinem Normalwert von 1,0 bis 2,5 mg pro Deziliter nach unten entfernt. So sind auch bei Asthmatikern auffallend niedrige Vitamin-C-Werte zu beobachten. Werden diese Patienten mit hochdosiertem Vitamin C substituiert, führt dies sehr oft zu einer deutlichen Symptomverbesserung.

Je höher der Vitamin-C-Spiegel ist, desto schneller kann Histamin im Körper abgebaut werden. Somit gilt Vitamin C quasi als Beschleuniger für den Histaminabbau.

Die Vitaminzufuhr sollte über Tabletten oder Infusionen erfolgen und nicht irrtümlicherweise über Zitronen, die bekanntermaßen Histaminliberatoren sind. Orthomolekular arbeitende Therapeuten empfehlen eine Dosierung zwischen 3 und 6 Gramm täglich. Die Dosisfestlegung sollte immer nach Rücksprache mit dem behandelnden Therapeuten erfolgen.

Vitamin B6

Wenn Allergiker einen erniedrigten Vitamin B6-Gehalt aufweisen, laufen sie Gefahr, schneller eine Histaminintoleranz zu entwickeln. Im Umkehrschluss bedeutet dies, dass ein herabgesetzter Vitamin-B6-Spiegel auf eine Histaminintoleranz hinweisen kann, weil die Diaminoxidase nur über eine reduzierte Aktivität verfügt und die DAO-Fehlfunktion verstärkt wird.

Die Wirkung von Vitamin B6 bei einer Histaminintoleranz wird darauf zurückgeführt, dass das Enzym Diaminoxidase B6 als Coenzym benötigt. Dies führt zu einer Verstärkung der DAO, was einen wesentlich effektiveren Histaminabbau mit sich bringt.

Die empfohlene Tagesdosis liegt bei 0,5 mg pro Tag und kg Körpergewicht. Bei hohem Kaffeekonsum und sehr eiweißhaltiger Ernährung wird eine noch höhere Dosis empfohlen, da durch diese Ernährungsweise viel Vitamin B6 verbraucht wird. Die Dosisfestlegung sollte am besten nach Rücksprache mit dem behandelnden Therapeuten erfolgen.

Ein Kombipräparat, das exakt auf die Bedürfnisse von Personen mit einer HIT entwickelt wurde, ist „Betacur". Dieses Präparat enthält die Vitamine B6 und C als Kombination und ist in Apotheken erhältlich.

Zink und Mangan

Zusätzlich zu den Vitaminen B6 und C sollen auch Zink und Mangan einen positiven Einfluss auf das Beschwerdebild bei einer Histaminintoleranz haben.

Häufig geht eine Histaminintoleranz mit einem Manganmangel einher. Ist zu wenig Mangan vorhanden, kann die Darmschleimhaut ihre Funktion nicht voll ausüben und das Histamin aus der Nahrung binden.

weitere natürliche Antihistaminika

- Histamin-injeel Ampullen 2 x pro Woche
- Calciumglukonat
- Quercetin
- Methionin
- Diaminoxidase-Tropfen (regen die Produktion von Diaminoxidase an)
- Histaminum hydrochloricum, z. B. Globuli D30
- Okoubaka regt die DAO an, drosselt die Histaminproduktion im Körper und trägt dazu bei, die durchlässige Darmschleimhaut auszuheilen.

Zeolith

Eine weitere Therapiemöglichkeit bieten Zeolithpräparate, die mittlerweile für unterschiedlichste gesundheitliche Beschwerden eingesetzt werden und sich in den vergangenen Jahren als ein favorisiertes Mittel bei der Behandlung von Nahrungsmittelintoleranzen etabliert haben.

Zeolith ist ein natürliches Vulkangestein, das aufgrund einer besonderen Struktur über ein enormes Bindungsvermögen verfügt. Im Darm ist es in der Lage, schädliche Substanzen wie ein Schwamm aufzunehmen und aus dem Körper heraus zu befördern. Auch überschüssiges Histamin kann durch diesen Mechanismus im Darm gebunden und ausgeschieden werden.

Besonders HIT-Patienten, bei denen Teilbereiche der Darmschleimhaut geschädigt (Leaky Gut Syndrom) und entzündet sind und somit zu wenig DAO produziert wird, profitieren von der histaminbindenden Eigenschaft von Zeolith.

Ist die Darmschleimhaut geschädigt, gelangt immer mehr Histamin in den Organismus und führt zu den unangenehmen Symptomen. Eine der Folgen ist, dass immer weniger Lebensmittel vertragen werden. Genau an diesem Punkt setzt Zeolith an.

Denn durch die regelmäßige Einnahme dieser als Nahrungsergänzungsmittel erhältlichen Präparate wird nicht nur das überschüssige Histamin aufgefangen, sondern auch die geschädigte Darmschleimhaut kann sich regenerieren. Infolgedessen klingen Entzündungen ab, und die Darmschleimhaut kann wieder mehr Diaminoxidase bilden, sodass Histamin besser abgebaut werden kann.

Lesen Sie zum Thema der geschädigten Darmschleimhaut das Kapitel „Leaky Gut – der durchlässige Darm".

Stressreduzierung

Zwar besteht die Grundlage der Histaminintoleranz-Behandlung immer aus einer histaminarmen Ernährungsweise, aber für einen nachhaltigen Therapieerfolg sind weitere Bausteine bei den meisten Patienten unverzichtbar. Hierzu gehört ganz besonders die Vermeidung von Stress. Denn was nützt die ganze Ernährungsumstellung auf histaminreduzierte Lebensmittel, wenn auf der anderen Seite ein so großer Stress besteht, der ständig für erhöhte Histaminwerte sorgt?

Stress ist nämlich bekannt dafür, dass er zu einer erhöhten Freisetzung von Histamin führt, und zwar in so einem starken Ausmaß, dass die Symptome sogar stärker auftreten können als wenn man etwas histaminreiches gegessen hat.

Auch Sport ist für den Körper ein Stressfaktor, sodass vermehrt Histamin produziert wird. Das ist der Grund, warum bei einigen HIT-lern durch sportliche Betätigungen vermehrt Symptome auftreten.

Im Umkehrschluss bedeutet dies, dass man durch Stressvermeidung aktiv zu einer Symptomreduzierung beitragen kann. Hier ist die beste Strategie, vorhersehbaren Stresssituationen möglichst aus dem Weg zu gehen. Dies bezieht sich nicht nur auf stressige Situationen im Arbeitsalltag, sondern auch auf psychisch bedingten Stress sowie jegliche Reizüberflutung, die vom Körper als Stress empfunden wird. Schwieriger wird es, wenn man mit nicht vorhersehbaren Stresssituationen konfrontiert wird wie bei einem plötzlichen Streit, Unfall, Schock- oder Angsterlebnis.

Bei vielen Menschen wirkt sich Stress auf das Verdauungssystem aus, ausgerechnet dem Bereich, der bei vielen HIT-lern ohnehin schon stark beansprucht wird und anfällig ist. So gesehen also eine zusätzliche Belastung des Verdauungsapparates, die verständlicherweise vermieden werden sollte.

Damit es erst gar nicht soweit kommt, ist man gut beraten, sich eine Entspannungsmethode anzueignen, die man regelmäßig anwenden kann. Welche Methode persönlich passend ist, kann man am besten durch Ausprobieren feststellen. Während der Eine eher bei Entspannungsmusik zur Ruhe kommt, kann ein Anderer besser durch aktive Entspannungsmethoden wie Autogenem Training oder Muskelrelaxation nach Jacobson entspannen.

Für den Notfall oder bei bevorstehenden Situationen, bei denen man Stress vorhersieht, sollte man einige Hilfsmittel zur Hand haben, die dazu beitragen, den zu hohen Histaminspiegel abzusenken. Hierfür sind kurze Entspannungs-übungen, die sich ohne Aufwand in den Alltag und gegebenenfalls auch am Arbeitsplatz integrieren lassen, sehr nützlich.

Auch Maßnahmen wie viel Wassertrinken, hochdosiertes Vitamin C, Vitamin B6, Quercetin, Weihrauch und ein Antihistaminikum können sehr hilfreich sein. Welche Methode das Mittel der Wahl ist, muss jeder für sich selbst heraus-finden, denn ein Patentrezept, das für alle Betroffenen gleichermaßen nützlich ist, gibt es leider nicht.

Sonstige Therapiebausteine

- Schlafen ist als die Therapie der Seekrankheit bekannt, denn während des Schlafes sinkt der Histaminspiegel auf Null. Somit gilt der Schlaf bei einer Histaminintoleranz als ein wichtiger Therapiebaustein.

- Vermeiden Sie einen hohen Kaliumgehalt im Körper, da dieser die Histamin-Produktion erhöht (z. B. Bananen und Orangen haben einen hohen Kaliumgehalt)

- Entfernen Sie allergisierende Umweltgifte wie Zahnmetalle, Schimmelpilze, Wohngifte, Pestizide etc. Führen Sie ggf. eine Sanierung Ihres Wohnumfeldes und Ihrer Zähne, sowie eine körperliche Entgiftung durch.

- Der bekannte Wasserforscher Dr. Batmanghelidj empfiehlt zum Histaminabbau, ausreichend Wasser zu trinken. Zwischen den Mahlzeiten sollten täglich 2 Liter Wasser getrunken werden.

- Wenn HIT-Patienten Arzneimittel einnehmen, müssen diese hinsichtlich ihrer histaminfreisetzenden oder -blockierenden Eigenschaften überprüft werden. Besonders nichtsteroide Analgetika/Antiphlogistika können zu einer verstärkten Histaminwirkung führen, weil sie Histamin freisetzen.

Nahrungsmittel bei Histaminintoleranz

Bei einer HIT-Therapie bildet die richtige Auswahl der verträglichen Nahrungsmittel die Basis für einen erfolgreichen Behandlungsverlauf.

Leider ist aber gerade das Nahrungsmittelthema so komplex und kompliziert,
dass man als HIT-Betroffener zwangsläufig zu einem Ernährungsexperten auf
seinem Gebiet werden muss, um beschwerdefrei zu werden. Dies betrifft
jedenfalls die Personen, bei denen die HIT sehr stark ausgeprägt ist. Es sei
denn, man kann sich bei den Ernährungsempfehlungen „blind" auf seinen
Therapeuten oder Ernährungsberater verlassen. Dies gehört allerdings eher zu
den Ausnahmen.

Die therapeutische Empfehlung: „Dann verzichten Sie halt auf histaminreiche
Nahrungsmittel" ist leichter gesagt als umgesetzt. Denn wer sich bis zum
Zeitpunkt der HIT-Diagnose überwiegend von Fast Food und Fertiggerichten
ernährt hat, wird gezwungen, seinen Speiseplan drastisch zu verändern, um
beschwerdefrei zu werden. Und der Ratschlag, sich auf frische Lebensmittel zu
konzentrieren, ist meistens viel schwieriger umzusetzen, als es sich zunächst
anhört.

Durch lange Lagerzeiten und Reifungsprozesse bildet sich nämlich auch in
vielen ursprünglich verträglichen Lebensmitteln Histamin, so dass quasi jedes
Nahrungsmittel andere Histaminwerte aufweist. Je nach Haltbarmachung,
Lagerungsart und Reifedauer bildet sich Histamin in unterschiedlichem
Ausmaß. Je länger Lebensmittel gelagert werden, desto höher ist in der Regel
ihr Histamingehalt. Dies betrifft ganz besonders eiweißhaltige Lebensmittel wie
Fleisch, Fisch und Milchprodukte. Sie enthalten die Aminosäure Histidin, aus
der durch enzymatischen Abbau Histamin gebildet wird. Somit ist nicht immer
die Angabe des Histaminanteils wichtig, sondern ebenso wichtig sollte die
Frage sein: Enthält das Lebensmittel Histidin oder andere biogene Amine?

Und auch wenn man immer wieder das gleiche Produkt desselben Herstellers kauft, wird dieses unterschiedliche Histaminmengen enthalten. Dies alles macht die richtige Auswahl der verträglichen Nahrungsmittel so schwierig und kann zu einer starken Beeinträchtigung des Alltags führen.

Aber trotz der oft schwierigen Umsetzung muss die oberste Regel bei einer HIT heißen: Essen Sie frisch!

Und die zweitwichtigste Regel besagt: Meiden Sie Nahrungsmittel, für deren Reifung Bakterien zugesetzt werden wie Wein, Käse, Sauerkraut, Essig, geräuchertes Fleisch etc.

Brot und Backwaren

Dass bei einer Histaminintoleranz Brot und Backwaren meistens unverträglich sind, bedeutet für viele Betroffene eine der größten Einschränkungen. Denn fast alle Produkte, die in den Verkaufstheken beim Bäcker ausliegen, sind mit einer HIT nicht vereinbar. Wenn man bedenkt, wie stark unsere heutige Ernährungsweise insbesondere aus Backwaren wie Brötchen, Brot, Croissants, Laugenbrezeln und süßen Gebäckteilchen besteht, dann erahnt man, zu was für Veränderungen im Alltag eine HIT führen kann.

Bei den meisten Backwaren ist es die Hefe, die unverträglich ist. Hefe gehört zu den histaminhaltigsten Lebensmitteln überhaupt und muss meistens auch in kleinen Mengen unbedingt gemieden werden. Je luftiger die Backwaren sind, desto größer ist erfahrungsgemäß der Hefeanteil.

Sollten Sie dennoch Backwaren ohne Hefe finden, achten Sie außerdem darauf, dass sie nicht aus Weizenmehl hergestellt wurden. Denn auch

Weizenmehlprodukte gelten als histaminhaltig, auch wenn dies von einigen Experten noch nicht so gesehen wird.

Aufgrund der zunehmenden Lebensmittelallergien und -intoleranzen haben sich in den letzten Jahren immer mehr Bäckereien auf die neuen Bedürfnisse ihrer Kunden eingestellt. So gibt es Bäckereien, die teilweise oder sogar ganz auf den Einsatz von Hefe verzichten, aber auch glutenfreies Brot anbieten. Denn auch Gluten stellt bei einer HIT oft ein zusätzliches Problem dar.

Als Alternativen sind Knäckebrot und knäckebrotähnliche Waffeln aus Dinkel-, Mais-, Hafermehl für die meisten HIT-ler sehr gut verträglich. Auch ein Versuch mit Schwarzbrot in kleineren Mengen ist lohnenswert.

Fertigprodukte und Fast Food Gerichte

Im heutigen Alltag wird aus Zeitersparnis gern auf Fertigprodukte zurück-gegriffen. Fertiggerichte sind nicht zuletzt aufgrund ihrer langen Haltbarkeits-dauer so bequem – für den Hersteller und für den Kunden. Muss es mal wieder schnell gehen, greift man eben zur Fertigpizza, der Fertigsauce oder dem tiefgekühlten Mikrowellenauflauf. Über den Geschmack lässt sich da oft gar nicht mehr streiten, denn die vielen chemischen Zusätze haben meistens sehr zuverlässig dafür gesorgt, dass die servierte Mahlzeit tatsächlich auch noch schmeckt.

Doch so praktisch sie auch sind, bei einer HIT sind sie möglichst zu meiden. Zumindest jedoch sollten sie hinsichtlich ihrer Inhaltsstoffe genau unter die Lupe genommen werden.

Denn eines ist bei diesen Gerichten ganz sicher: Um sie möglichst lange haltbar zu machen, werden sie mit vielen Konservierungsstoffen und Geschmacksverstärkern angereichert. Allen voran sind dies Hefeextrakte und Glutamat. Und genau dieses sind die Inhaltsstoffe, die bei einer HIT gemieden werden sollten.

Der oftmals hohe Histamingehalt dieser Gerichte wird außerdem zusätzlich durch den oft langen Herstellungsprozess noch weiter in die Höhe getrieben.

Extrem hohe Histamingehalte sind aber nicht nur in komplett fertigen Schnellgerichten zu finden, sondern auch sehr häufig in Saucen. Neben dem mittlerweile kaum noch wegzudenkenden Glutamat enthalten Saucen häufig auch Tomatenzusätze. Somit sind bei einer HIT nicht nur frische Tomaten zu meiden, sondern auch Tomatenketchup, Pizza und Spaghetti Bolognese.

Mittlerweile sehen Histaminexperten gerade in den Fertigprodukten immer mehr eine der wesentlichen Ursachen für die rasante Zunahme der Histaminintoleranz während der letzten 10 Jahre. In England gibt es übrigens bereits eine Initiative, mit der man Fertiggerichte zukünftig verhindern möchte.

DAO-blockierende Nahrungsmittel

Zu den bei einer HIT zu meidenden Nahrungsmitteln gehören nicht nur die histaminhaltigen und histaminfreisetzenden, sondern auch die DAO-blockierenden. Dies ist ein Bereich, der häufig unberücksichtigt bleibt, obwohl auch diese Lebensmittel gravierende Störungen des Histaminhaushaltes auslösen können.

Die DAO-blockierenden Lebensmittel führen dazu, dass das histaminabbauende Enzym Diaminoxidase (DAO) in seiner Funktion eingeschränkt (blockiert) wird.

Die bisher bekanntesten dieser Art - und damit zu meiden - sind:

Alkohol

Energy Drinks

Kakao

Teesorten wie Mate Tee, grüner und schwarzer Tee

Schokolade

Sojaprodukte

Weizenprodukte

Fisch und Meeresfrüchte

Bei keinem anderen Lebensmittel kommt es so sehr auf die Frische an wie bei Meerestieren. Während diese frisch gefangen fast kein Histamin aufweisen, ändert sich ihr Gehalt innerhalb von wenigen Stunden so extrem, dass sie zu den unverträglichsten Lebensmitteln überhaupt für HIT-Personen zählen. Eine Fischvergiftung ist in der Regel nichts anderes als eine Histaminvergiftung, die durch den extrem hohen Histamingehalt bei nicht fachgerechter Lagerung bzw. Kühlung des Fisches ausgelöst wird.

Besondere Vorsicht gilt für Fische und Meeresfrüchte aus warmen Gewässern wie Garnelen, Thunfisch, Muscheln, Krebse, Tintenfische, Sardinen und Sardellen, aber auch Makrelen, Heringe und Forellen. Da Fisch durch den hohen Anteil der Aminosäure Histidin und die Beteiligung von Mikroorganismen sehr schnell verdirbt, steigt in nicht sofort kühl gelagertem Fisch der Histamingehalt in einem rasanten Tempo an, so dass er dann sehr schnell für HIT-ler unverträglich wird.

Wie für Fleisch, so gilt auch bei Fisch: Kochen Sie niemals auf Vorrat, und wärmen Sie die Mahlzeit nicht wieder auf. Sie produzieren ansonsten regelrechte Histaminbomben, die ihr Körper nicht verarbeiten kann.

Als sehr problematisch gelten auch Fische, die getrocknet, mit Essig mariniert oder gesalzen sind. Diese Fischsorten verfügen aufgrund der langen Herstellungsdauer über einen extrem hohen Histamingehalt, so dass die goldene Regel heißt: Verzichten Sie am besten komplett auf konservierten Fisch und ganz besonders auf Thunfischkonserven, Matjes, Räucherfisch und Rollmops.

Auch wenn es auf den ersten Anschein so aussieht, als könne man mit einer Histaminintoleranz gar keinen Fisch essen, so ist es dennoch möglich, wenn man bestimmte Aspekte berücksichtigt.

Grundsätzlich sind Fische aus kalten Hochseegewässern verträglicher. Aber auch wenn Fisch konsequent direkt nach dem Fang gekühlt und eingefroren wird, kann die Histaminbildung unterbunden werden. Es empfiehlt sich also bei einer HIT, auf tiefgefrorenen Fisch zurückzugreifen. Hier sind Lachs, Rotbarsch, Seelachs und Fischstäbchen (trotz geringer hefehaltiger Ummantelung) meistens verträglich.

Fleisch und Wurst

Was bezüglich des Histamingehaltes für Fisch gilt, trifft auch auf Fleisch zu: Je frischer es ist, umso weniger ist es mit Histamin belastet. Im Umkehrschluss bedeutet dies, dass mit zunehmender Lagerung der Gehalt an biogenen Aminen massiv zunimmt, und Fleisch schnell unverträglich für Personen mit einer Histaminintoleranz wird.

Außer Histamin enthält Fleisch allerdings noch weitere biogene Amine wie z. B. die Diamine Putrescin und Cadaverin. Diese sind genauso unverträglich wie das Histamin und bilden sich mit der Dauer der Lagerung.

Das Gebot, bei einer Histaminintoleranz Lebensmittel so frisch wie möglich zu verzehren, gilt also ganz besonders für Fleisch. Suchen Sie sich daher einen Metzger Ihres Vertrauens, bei dem Sie lieber ein paar Euro mehr bezahlen, aber dann auch sicher sind, dass die Ware wirklich so frisch ist, wie er angibt.

Sollten Sie trotzdem nicht ganz sicher sein, vertrauen Sie Ihrer Nase und Ihren Augen. Verlassen Sie sich dabei auf das Aussehen und den Geruch, und verzichten Sie lieber auf einen Kauf, wenn etwas nicht so angenehm riecht oder auch die Farbe des Fleisches keinen überzeugenden Frischeanblick zeigt.

Seien Sie besonders vorsichtig bei Brat- und Rohwürsten sowie Hackfleisch, denn hier entfalten sich die histaminproduzierenden Mikroorganismen mit dem ersten Augenblick der Verarbeitung, so dass in kürzester Zeit Histamin in großen Mengen entsteht.

Wie beim Fisch, so ist auch der Fleischeinkauf als Tiefkühlware eine ziemlich sichere Möglichkeit, um Histamin zu vermeiden. Immer vorausgesetzt, dass die Kühlungskette auf den Zulieferwegen und nach dem Einkauf eingehalten wird, hat man bei tiefgekühltem Fleisch eine meist relativ histaminarme Mahlzeit.

Eine Einschränkung gilt auch hier für Hackfleisch. Hierbei hat sich immer wieder gezeigt, dass das tiefgefrorene Gehackte nicht so histaminfrei war, wie es bei tiefgefrorener Ware eigentlich sein sollte.

Hackfleisch ist eine der am schnellsten histaminbildenden Fleischsorten, weil sich durch die Zerkleinerung die Fleischoberfläche vergrössert. Dadurch kann mehr Sauerstoff an das Fleisch gelangen, was ein beschleunigtes Verderben und damit eine schnelle Histaminbildung mit sich bringt. Es ist für einen HIT-Betroffenen ratsam, auf den Kauf von Mettwurst, Frikadellen, Gehacktem und Bratwürsten in Supermärkten und beim Metzger zu verzichten. Dies gilt für Frischware genauso wie für Tiefkühlware.

Fertigen Sie sicherheitshalber zu Hause selbst Hackfleisch an, indem Sie ein wirklich frisches Stück Fleisch in einem Fleischwolf zerkleinern. Nach der Herstellung ist es wichtig, dass Sie das Hackfleisch umgehend verwerten oder einfrieren. So bietet sich an, Hackfleisch in größerer Menge herzustellen und in mehreren Portionen einzufrieren. Als Fleisch eignet sich besonders Rind und Lamm.

Als weiteres bedenkliches Fleisch gilt Leber. Hierbei ist nicht nur Leberfleisch gemeint, sondern auch die hieraus gefertigte Leberwurst. Da die Leber als eines der wichtigsten Histaminabbauorgane gilt, ist Leberfleisch meistens mit hohen Histaminkonzentrationen belastet.

Auch von Schweinefleisch sollten Sie aufgrund des von Natur aus hohen Histamingehaltes grundsätzlich absehen.

Essen Sie niemals aufgewärmte Fleischgerichte. Diese werden durch die Lagerung und das anschließende Aufwärmen zu wahren Histaminbomben, die bei einer HIT absolut unverträglich sind.

Bei Wurstwaren sollten Sie neben der bereits beschriebenen Leberwurst auch geräucherte, gepökelte und getrocknete Ware meiden. Besonders gilt dies für Salami, Plockwurst, rohen Schinken und Cervelatwurst. Sie durchlaufen einen längeren Herstellungs- und Reifungsprozess, bei dem Mikroorganismen zur Geschmacksverstärkung eingesetzt werden. Zusätzlich werden Konservierungsstoffe zugesetzt, um sie noch länger haltbar zu machen.

Sollten Sie trotz der umfangreichen Probleme eine verträgliche Wurstsorte gefunden haben, dann verschließen Sie die geöffnete Wurstverpackung schnellstmöglich luftdicht, um eine weitere Histaminbildung zu verhindern.

Ähnlich wie bei Bäckereien gibt es mittlerweile auch immer mehr Metzgereien, die sich auf allergische Kunden eingestellt haben und auch komplizierteste Wünsche berücksichtigen. Als ein ganz besonderer Vorreiter auf diesem Gebiet gilt ein Metzger in Mecklenburg, der individuell auf jeden Wunsch eingeht und ganz persönlich auf den Kunden zugeschnittene Wurstsorten kreiert.

Milchprodukte

Neben Schokolade und Alkohol gilt Käse als der häufigste Symptomauslöser bei einer Histaminintoleranz. Zur Verträglichkeit von Milchprodukten gibt es leider sehr widersprüchliche Angaben. So empfehlen einige Experten, auf Milchprodukte gänzlich zu verzichten, andere stufen sie hingegen als unbedenklich ein.

Meine eigene HIT-Erfahrung hat mir gezeigt, dass der Verzehr von Milchprodukten nur eingeschränkt empfohlen werden kann. Dabei geht es nicht nur um den Verzicht auf die bekannten Histaminbomben Parmesankäse, Emmentaler, Brie, Harzer Käse, Schimmelkäse und altem Gouda, sondern auch um frischere Produkte wie Quark, Joghurt, Cottage Cheese, Frischkäse-Erzeugnisse und Butterkäse.

Oftmals sind kleinere Mengen verträglich, aber alles, was beispielsweise über einen Joghurtbecher oder 4 Scheiben Butterkäse pro Tag hinaus geht, führt bei vielen Betroffenen zu Symptomen. Besonders unverträglich zeigen sich immer wieder Bioprodukte.

Die hohen Histamingehalte in Milchprodukten sind auf die häufig zugesetzten Bakterien zurückzuführen, die für die Produktreifung hinzugefügt werden. Und mit zunehmender Reifung nimmt der Histamingehalt noch weiter zu. Je länger die Lagerung andauert (auch im Kühlschrank), desto mehr weiteres Histamin bildet sich in den ohnehin schon histaminbelasteten Lebensmitteln.

Dabei kommt es aufgrund unterschiedlicher Herstellungs- und Lagerungsbedingungen zu großen Schwankungen der Histamingehalte. So kann es sein, dass man z. B. den Butterkäse von Firma X gut verträgt, aber beim Verzehr von Butterkäse der Firma XY massive Beschwerden bekommt. Sollten Sie Frischmilchprodukte verzehren und gute Erfahrungen damit machen, achten Sie bei der Lagerung in Ihrem Kühlschrank darauf, dass die Aufbewahrung nur für kurze Zeit erfolgt und die Verpackung luftdicht verschlossen werden kann. Füllen Sie Milch und Käse ggf. in luftdichtverpackte Behälter um.

Obst und Gemüse

Einige Obst- und Gemüsesorten sind aufgrund ihres Histamingehaltes, andere aufgrund ihrer Eigenschaft als Histaminliberator bei einer HIT unverträglich. Hier gibt es leider keine „Eselsbrücke", mit der man sich die jeweiligen Sorten merken kann, sondern es hilft nur striktes Lernen oder das Mitführen einer Unverträglichkeitsliste.

Als besonders unverträglich gelten Tomaten, Erdbeeren, Spinat, Bananen, Auberginen, Sauerkraut, Avocado, Papaya, Nüsse, Ananas, Himbeeren, Pflaumen, Grapefruit, Kiwi und Sojasprossen sowie Sojaprodukte (Tofu, Sojasauce und Sojamilch).

Zusatzstoffe

In der Gruppe der Zusatzstoffe bilden Glutamat (E620–E625) und Hefeextrakte die häufigsten Gefahrenquellen. Gerade wenn es darum geht, einen verträglichen Brotaufstrich zu kaufen, stolpert man immer wieder über leckere Aufstriche, die eines gemeinsam haben: Hefe als Geschmacksverstärker.

Die in den folgenden Tabellen aufgelisteten Lebensmittel sind entsprechend ihrer HIT-Verträglichkeit so eingeteilt, dass sie sich auf Personen mit einer stark ausgeprägten Histaminintoleranz beziehen.

So kann es sein, dass bei einer schwächeren HIT durchaus kleinere Mengen aus der „zu meiden-Spalte" vertragen werden. Die besonders stark histaminbelasteten Lebensmittel sind **fett** markiert, denn diese sollten möglichst ganz gemieden werden.

Brotaufstrich	
zu meiden	geeignet
• Erdnusscreme	• Butter
• Konfitüre	• Honig
• Marmelade	• Margarine
• Nuss-Nougat-Creme	• Selbstgemachte Aufstriche aus
• Vegetarische Brotaufstriche,	verträglichen Obst- und
insbesondere mit **Hefezusatz**	• Gemüsesorten und Quark

Fisch	
zu meiden	geeignet
• Fisch von der Fischtheke (liegt	• tiefgekühlter Fisch, wenn dieser
dort bis zu einer Woche aus)	direkt nach dem Fang eingefroren und
• **Fischkonserven**	erst kurz vorm Verzehr aufgetaut
• **geräucherter Fisch**	wird:
• **getrockneter Fisch**	• Dorade
• Hering	• Fischstäbchen
• Krebse	• Heilbutt
• Makrelen	• Kabeljau
• marinierter Fisch	• Lachs
• Muscheln	• Rotbarsch
• **Sardinen**	• Schellfisch
• Schalentiere	• Scholle
• Tintenfisch	• Schwertfisch
• **Thunfisch**	• Seehecht
	• Seelachs
	• Seeteufel
	• Seezunge

Fleisch und Wurst

zu meiden	geeignet
• **fertige Fleischsalate**	• Emu
• **Fleischkonserven**	• Geflügelfleisch
• **Gehacktes von der Fleischtheke**	• Gehacktes, wenn selbst frisch
• **geräuchertes Fleisch**	hergestellt
• Innereien, insb. Leber	• Känguruhfleisch
• Landjäger	• Kalbfleisch
• Mettwurst	• Krokodilfleisch
• Parmaschinken	• Lammfleisch
• Rindfleisch, wenn es abgehangen ist	• Rindfleisch, das direkt nach der
(ist an dunkelroter Farbe	Schlachtung eingefroren wurde
erkennbar)	Wurst, die histaminarm
• Rohschinken	hergestellt wird
• Schweinefleisch	
• Speck	
• **Wurst, insbesondere Salami**	
• **Cervelatwurst, Schinken**	

Gemüse	
zu meiden	geeignet
• Auberginen	• Chinakohl
• Avocados	• Karotten
• Bohnen	• Kartoffeln
• **fermentiertes Gemüse wie**	• Kohlgemüse wie Brokkoli,
eingelegte Gewürzgurken,	Blumenkohl
Sauerkraut	• Paprika
• **Gemüsekonserven**	• selbstgemachte Gemüsesäfte aus
• **Gemüsesäfte**	Sorten, die nicht in der linken Spalte
• Hülsenfrüchte (besonders	stehen
Kichererbsen, Sojabohnen)	• Spargel
• Kohlrabi	• Wurzelgemüse
• **Sauerkraut**	
• **Spinat**	
• **Tomaten**	

Getreide	
zu meiden	geeignet
• Backwaren mit Hefe	• Backwaren ohne Backtreibmittel
• Fertigbackmischungen mit Hefe	• Getreideflocken
• Weizenprodukte wie Brot,	• Keimlinge
Kuchen, Nudeln	• Knäckebrot, Nudeln, Panier-
• Zwieback	mehl, wenn nicht aus Weizen
	und ohne Hefe
Mit Vorsicht genießen:	• Teigwaren wenn nicht aus
glutenhaltiges Getreide	Weizen und ohne Hefe wie
	• Mürbeteig, Biskuitteig, Rührkuchen

Milchprodukte

zu meiden	geeignet
• Brie	• Frischkäse
• Buttermilch	• H-Milch
• Camembert bis 300 mg/kg	• Quark (bedingt geeignet, hersteller-
• Cheddar 10 bis 60 mg/kg	u. mengenabhängig)
• Chester	• Ricotta Käse
• Edamer	• Vollmilch, pasteurisiert
• Emmentaler 10 bis 700 mg/kg	
• Gorgonzola bis 160 mg/kg	
• Gouda 10 bis 900 mg/kg	
• Harzer Käse bis 400 mg/kg	
• Joghurt	
• Kefir	
• Parmesan bis 580 mg/kg	
• Schimmelkäse	
• Schmelzprodukte	
• Tilsiter bis 60 mg/kg	

Obst	
zu meiden	geeignet
• Ananas	• Obstsorten, die nicht in der
• Bananen	linken Spalte aufgeführt sind
• Birnen	z. B. Äpfel, Heidelbeeren,
• Brombeeren	• Melone
• Erdbeeren	
• Grapefruit	
• Himbeeren	
• Kirschen	
• Kiwi	
• Obstkonserven	
• Obstsaft	
• Orangen	
• Papaya	
• Pflaumen	
• Weintrauben	
• Zitrusfrüchte	

Sonstige Nahrungsmittel	
zu meiden	geeignet
• Algenprodukte	• tiefgekühlte Produkte ohne
• Curry	Zusatzstoffe und Bestandteile mit
• Dressings	biogenen Aminen
• Eier (Eiweiß)	
• Essig	
• Fertigprodukte	
• fermentierte Produkte	
• Hefe	
• Ketchup	
• Konserven	
• Maggi-Gewürze	
• Mayonnaise	
• Nüsse	
• Rotweinessig bis zu 4.000 µg/l	
scharfe Gewürze (begünstigen die	
Histaminaufnahme im Magen-	
Darmtrakt)	
• Saucen	
• Würzmittel mit Hefezusatz	

Süßigkeiten	
zu meiden	geeignet
• **Kakao**	• Süßigkeiten und Müsli ohne
• **Knabbergebäck mit Schokolade,**	Bestandteile aus der linken
• **Nüssen, Konservierungsmitteln**	Spalte
• Marzipan	
• Müsliriegel mit Nüssen, Obst mit	
biogenen Aminen, Schokolade	
• Nougat	
• Obst mit biogenen Aminen	
• Schokolade	
• Süßigkeiten mit	
• Konservierungsmitteln	
• Schokolade 5 bis 100 mg/kg	
• Süßigkeiten mit Nüssen	
• Süßigkeiten mit Schokolade	
(Schokolinsen, Schokoeis, Pralinen,	
Schokoladenkuchen etc.)	

Zusatzstoffe meiden:

- Amaranth (E123, FS)

- Azorubin (E122, FS)

- Chinolingelb (FS)

- Cochenillerot A (E124, FS)

- Dipheyl und Orthaphenyl (E 231-232, KS)

- Erythrosin (E127, FS)

- Gelborange S (E110, FS)

- **Glutamat (E 620-625, KS)**

- **Hefe**

- Nitrate (E 251-252, KS)

- PHB-Ester (E220 – 227, KS

- Sorbinsäure und Salze (E200 – 203, KS)

- Tartrazin (E102, FS)

- Thrabenrudazol (E 223, KS)

KS = Konservierungsstoff

FS = Farbstoff

Alkohol, Kaffee, Wasser – was Sie über Getränke wissen sollten

Alkohol – Bier und Wein lass besser sein

Möglicherweise kennen Sie das Phänomen: Sie trinken ein Glas Wein und innerhalb weniger Minuten laufen Ihre Ohren rot an, die Nase wirkt verstopft, Ihr Kopf fühlt sich heiß an oder Ihnen wird schwindelig? Sie erklären sich dies mit Ihrem fortgeschrittenen Alter, in dem man halt nicht mehr so viel Alkohol verträgt? Oder Sie haben gar keine Erklärung und wundern sich nur, dass Ihr Körper so merkwürdig reagiert?

Die Gründe für die Reaktionen können vielfältig sein. Um symptomfrei zu werden, sollte man den Beschwerden auf den Grund gehen und die Ursache suchen. Eine klassische Weinallergie, die durch IgE-Antikörper vermittelte Reaktionen z. B. auf Weintrauben oder andere Inhaltsstoffe auffällt, kommt eher selten vor. Wesentlich häufiger treten Intoleranzen gegenüber Wein auf.

Dies kann auch eine allergieähnliche Intoleranzreaktion auf den Sulfitgehalt des Weins sein. Durch das im Magen gebildete Schwefeldioxid kommt es zu einer Verkrampfung der Bronchien. In einigen Ländern sind die Weinhersteller verpflichtet, die Etiketten mit einem Vermerk zu versehen, wenn der Wein Sulfit enthält.

Bei den meisten Personen, die mit körperlichen Symptomen auf den Verzehr von Wein und anderen alkoholischen Getränken reagieren, liegt die Ursache in dem hohen Gehalt an biogenen Aminen. Wie hoch der Gehalt in dem einzelnen Getränk ausfällt, ist sehr unterschiedlich und hängt vom Herstellungsprozess und der Lagerungszeit ab.

Auch die dabei eingehaltene Hygiene ist ein wichtiges Kriterium für die Entstehung biogener Amine. Wird z. B. ein hoher Wert von Putrescin und Cadaverin festgestellt, so gilt dies als Indikator für eine unzureichende Hygieneeinhaltung während der Herstellung oder Lagerung. Einen weiteren großen Einfluss auf die Entwicklung der biogenen Amine in Weinen hat die Lagerungsart. Während die Reifung in Edelstahlfässern nur drei Monate andauert, benötigt sie in Holzfässern bis zu 12 Monate, was einen deutlichen Anstieg der biogenen Amine mit sich bringt.

Besonders Rotwein verfügt über einen extrem hohen Gehalt an biogenen Aminen. Durch die alkoholischen Gärungsprozesse entstehen u. a. Histamin, Tyramin, Cadaverin, Putrescin, Spermin, Ethanolamin, Tryptamin, Phenylethylamin und Spermidin, also biogene Amine, die Personen mit einer Histaminintoleranz unbedingt meiden sollten. Folgt man dieser Empfehlung nicht, dann rächt sich dies recht schnell durch diverse Symptome.

Das oft unverzügliche Auftreten der Beschwerden nach Alkoholkonsum ist nicht nur auf den hohen Histamingehalt zurückzuführen, sondern auch darauf, dass im Gegensatz zu fester Nahrung die Flüssigkeit wesentlich zügiger aufgenommen wird. Infolgedessen erreicht die große Histaminmenge den Darm bereits innerhalb kurzer Zeit.

Aber auch über die Mundschleimhaut und die Speiseröhre gelangt bereits ein Anteil des Histamins in die Blutbahn. Wird der Alkohol außerdem sehr schnell, zu warm bzw. auf leeren Magen getrunken oder mit Zucker kombiniert, steigert sich die Geschwindigkeit der Histaminaufnahme und damit das Auftreten der Symptome.

Eine Histaminintoleranz bedeutet nicht zwangsläufig einen völligen Verzicht auf Wein oder andere Alkoholgetränke. So kommt es einerseits auf die individuelle Toleranzgrenze an, bis zu der das überschüssige Histamin abgebaut werden kann. Andererseits kann man gerade bei Weinsorten auf histaminärmere Angebote ausweichen.

Während Rotwein und Champagner die höchsten Histaminwerte aufweisen und als die häufigsten Alkoholauslöser der Histaminintoleranz gelten, sind Weißweine und Sekt deutlich bekömmlicher. Besonders sehr trockene bzw. saure Weißweine sind vergleichsweise histaminarm. Bei Biersorten ist untergäriges Pils verträglicher als obergärige Biere wie Weizenbier. Wägen Sie sich übrigens nicht bei alkoholfreiem Bier auf der sicheren Seite, denn auch hier findet eine Vergärung statt und diese hat immer eine Histaminbildung zur Folge. Da beim Bier in der Regel immer wesentlich größere Mengen getrunken werden als vergleichsweise beim Wein, sind die zugeführten Histaminmengen beim Bierverzehr immer deutlich höher.

Das Trinken von Alkohol sollte bei einer HIT unbedingt eine Ausnahme sein. Obwohl es Lebensmittel mit noch wesentlich höheren Histamingehalten gibt als bei alkoholischen Getränken, sollte der Verzehr von Alkohol bei einer Histaminintoleranz mit großer Vorsicht erfolgen. Alkohol ist nämlich häufig einer der Hauptauslöser der Histaminintoleranz.

Besonders die folgenden Faktoren tragen dazu bei, dass Alkohol bei einer Histaminintoleranz zu den ungünstigsten Lebensmitteln zählt: Alkohol bzw. sein Abbauprodukt Acetaldehyd wirkt nicht nur als Histaminliberator, sondern er hemmt außerdem das wichtige Enzym Diaminoxidase, das überschüssiges Histamin abbauen soll. Darüber hinaus fördert Alkohol die Durchlässigkeit der Darmschleimhaut (Leaky Gut Syndrom), so dass Histamin noch leichter in die Blutbahn gelangen kann. Dadurch kann sich die Histaminintoleranz weiter verstärken und außerdem Intoleranzen gegenüber anderen Nahrungsmitteln entwickeln.

Kaffee

Kaffee wird bezüglich der Verträglichkeit kontrovers diskutiert. Die Mehrheit der Betroffenen scheint ihn nicht zu vertragen, und diejenigen, die ihn trotz HIT trinken, können dies meistens nur in geringen Mengen.

Von entscheidender Bedeutung scheinen hier auch die Herstellungsart und Kaffeesorten zu sein. Während Filterkaffee sehr schnell zu Beschwerden führen kann, ist frisch gemahlener Kaffee für viele HIT-ler verträglicher. Auch durch die Zugabe von etwas Milch wird der Kaffee für einige bekömmlicher.

Auch wenn sich durch den Kaffee nicht unmittelbar Symptome zeigen, so sollte man sich dennoch nicht in Sicherheit wiegen. Denn grundsätzlich wirkt sich Kaffee nicht nur negativ auf die Histaminbilanz aus, sondern führt auch zu einer erhöhten Durchlässigkeit der Darmschleimhaut und einer Dehydrierung des Körpers.

Wasser

Ein eigentlich naheliegendes, aber dennoch vernachlässigtes Mittel, um den Histaminhaushalt günstig zu beeinflussen, bietet uns Wasser.

Geht es nach dem bekannten iranischen Wasserexperten Dr. Batmanghelidj, lassen sich histaminbedingte Symptome durch viel Wassertrinken deutlich lindern. Er führt dies darauf zurück, dass Histamin als Regler für den Wasserstoffwechsel fungiert. Steht dem Körper nicht ausreichend Wasser zur Verfügung, sodass ein Wassermangel droht, wird Histamin aktiviert.

Getränke wie Cola, Kaffee, Tee und Säfte sind kein Ersatz für Wasser.

Getränke	
zu meiden	geeignet
• Alkohol, je nach Sorte	• histaminfreier Sekt
• **Bier**	• Lapachotee
• **Bordeaux**	• Obst- und Gemüsesäfte, wenn frisch
• **Brennnesseltee**	hergestellt und ohne biogene Amine
• **Champagner**	• untergäriges Bier (in Maßen)
• **Chianti**	• Wasser ohne Kohlensäure
• **grüner Tee**	
• **Kaffee**	
• **Mate Tee**	
• Obst- und Gemüsesäfte, wenn	
nicht frisch hergestellt	
• **schwarzer Tee**	
• Sekt	
• Sherry	
• **Rotwein**	

Tipps:

- trinken Sie den Alkohol nicht auf leeren Magen
- trinken Sie nur kleine Mengen
- essen Sie beim Verzehr von Alkohol feste Nahrungsmittel
- trinken Sie zwischen den Mahlzeiten ausreichend Wasser
- trinken Sie weißen anstatt roten Sekt, der aufgrund der Rotweinbasis automatisch histaminreicher ist

Weitere Nahrungsmittelintoleranzen

Eine Histaminintoleranz kommt selten allein, sondern hat häufig noch eine oder weitere Nahrungsmittelintoleranzen im Gepäck. Dies kann Fruktose-, Laktose- oder Glutenintoleranz sein, aber auch Intoleranzen auf ganz bestimmte Lebensmittel, auf die der Körper ebenso mit unangenehmen Symptomen reagiert.

Spätestens dann, wenn sich die Symptome der Histaminintoleranz trotz einer histaminarmen Ernährung und der Zuführung von DAO-Kapseln und Antihistaminika nicht verbessern, sollten weitere mögliche Intoleranzen überprüft werden.

Grundsätzlich ist es möglich, mit dem nötigen Wissen und durch eigenes Beobachten diese Unverträglichkeiten herausfinden, aber es ist sehr mühsam und langwierig, bis man die symptomauslösenden Nahrungsmittel identifizieren kann.

Wenn man den Verdacht hat, dass noch andere Intoleranzen relevant sein könnten, sprechen Sie dies unbedingt bei Ihrem behandelnden Therapeuten an. Wenn er sich mit Nahrungsmittelunverträglichkeiten auskennt, wird er aufgrund seiner Erfahrungen und anhand Ihrer Beobachtungen bereits einen Vorverdacht äußern können. Um jedoch eine klare Diagnose zu erhalten, wird er entsprechende Diagnoseverfahren heranziehen, sei es ein Atemtest, Blut- oder Urintest.

Essen im Restaurant

Zu den ganz besonderen Herausforderungen bei einer Histaminintoleranz gehört immer wieder das Ausessen gehen. Während man sich für zu Hause und ggf. auch am Arbeitsplatz entsprechende Möglichkeiten schaffen kann, um mit verträglichen Nahrungsmitteln den Alltag meistern zu können und damit irgendwie „über die Runden kommt", gerät man in Restaurants schnell in unangenehme Situationen.

Ein besonderes Problem ergibt sich in Restaurants dadurch, dass hier überwiegend industriell hergestellte Lebensmittel eingesetzt werden. Diese sind in der Regel mit Glutamat und zahlreichen Konservierungsmitteln angereichert, um sie lange haltbar zu machen. Damit werden sie zu wahrhaften Histaminbomben und für einen HIT-Betroffenen zu einem großen kulinarischen Abenteuer. Symptome sind dann oft schon vorprogrammiert, denn nicht immer reicht es aus, vor einer histaminreichen Mahlzeit DAO-Kapseln einzunehmen.

Mit der Empfehlung, als HIT-Betroffener am besten ganz aufs Ausessen zu verzichten, ist nicht jedem geholfen, bedeutet es für viele Betroffene doch einen gewaltigen Einschnitt in ihre Lebensqualität. So könnte man dann weder mit Familie und Freunden, noch mit Geschäftspartnern in Restaurants essen gehen. Ebenso müsste man dann auch auf private Einladungen wie Geburtstagsfeiern und Grillabende ablehnen. Für viele Menschen wäre dies ein enormer Einschnitt ins Privat- und Arbeitsleben.

Seit es seit einigen Jahren DAO-Kapseln und einige weitere Möglichkeiten gibt, die Histaminintoleranz besser in den Griff zu bekommen, ist es etwas einfacher geworden, trotz der HIT auch außer Haus essen zu können.

Dennoch ist es auch trotz dieser Maßnahmen ratsam, im Restaurant ganz bewusst auf histaminarme Kost zu setzen. Aufgrund der unbekannten Lagerungsverhältnisse und der anzunehmenden Konservierungsmittel und Zusatzstoffe ist der Histamingehalt immer ein unkalkulierbares Risiko.

Immerhin trifft man inzwischen in Restaurants auf immer mehr Verständnis, denn die beachtliche Zunahme an Personen mit Allergien und Unverträglichkeiten ist auch an ihnen nicht spurlos vorübergegangen. So werden sie mit steigender Tendenz mit immer mehr Sonderwünschen von ihren Gästen konfrontiert. Allerdings zeigt sich häufig, dass das Personal noch immer über zu wenig Wissen bezüglich Nahrungsmittelintoleranzen verfügt, insbesondere, was die HIT betrifft.

So bleibt einem HIT-Betroffenen gar nichts anderes übrig, als die Restaurantbedienung oder ggf. den Koch genau anzuweisen, welche Nahrungsmittel serviert werden dürfen. Bitten Sie z. B. darum, dass Ihnen ein möglichst frisches Stück Fleisch ohne Sauce zubereitet wird. Denn gerade bei der Sauce läuft man Gefahr, dass Zutaten verwendet werden, die bei einer HIT unverträglich sind. Zu häufig enthalten die Saucen Zusatzstoffe wie Hefeextrakte und Glutamat – Histaminbomben, die die nächsten Symptome schon fast garantieren.

Als hilfreich bei der Auswahl des Gerichts hat sich bewährt, nur aus Erfahrung gut verträgliche Nahrungsmittel auszuwählen, die normalerweise nur wenig Histamin enthalten. Eine weitere Möglichkeit ist das Vorlegen eines Allergieausweises, in dem aufgeführt wird, dass bestimmte Lebensmittel nicht in der Mahlzeit vorkommen dürfen.

Das Vorlegen eines Ausweises ist doppelt hilfreich. Er kann dem Koch vorgelegt werden, so dass dieser bei der Zubereitung genau weiß, welche

Zutaten zu meiden sind. Ein weiterer Vorteil eines Ausweises besteht darin, peinliche Diskussionen mit den Restaurantmitarbeitern zu vermeiden, gerade bei Geschäftsessen oder beim „Kennenlern-Dinner" ist das sehr viel wert. Denn aufgrund des fehlenden Wissens seitens der Restaurantmitarbeiter über verträgliche Lebensmittel artet es trotz aller Bemühungen sonst schnell in lange Erklärungsmanöver aus.

Während man in Restaurants inzwischen einige Möglichkeiten hat, halbwegs sicher symptomfrei durchzukommen, gestaltet sich das Essen in Imbissbuden, Kantinen und Fastfood-Restaurants als eine deutlich größere Herausforderung. Aufgrund der hier bekanntermaßen in großen Mengen verwendeten Konservierungs- und Zusatzstoffe besteht eine besondere Gefahr, dass man unkalkulierbare Histaminbomben auf seinem Teller wiederfindet.

Wie das Leben so spielt, ist es nicht immer möglich, das Ausessen in derartigen Lokalitäten zu verhindern. Sei es bei einem Geschäftsessen oder im privaten Bereich. Man ist unterwegs, und weit und breit ist keine andere Möglichkeit zu finden, wo man auf die Schnelle etwas essen kann. Also was macht man in solchen Situationen? Man will kein „Spielverderber" sein und geht mit, obwohl man große Nöte hat, was man hier nun eigentlich essen soll.

Damit man auch hier irgendwie „über die Runden" kommt, ist es hilfreich, eine Art „Plan B" parat zu haben. Also welche Präparate hat man in der Handtasche (DAO- Kapseln, Antihistaminikum etc.) und welche Lebensmittel stehen hier zur Verfügung, bei denen man bisher keine Probleme hatte? Vielleicht eine Portion Reis? Oder Kartoffeln in einer verträglichen Form? Interessanterweise werden Pommes Frites oft ganz gut vertragen, auch von Personen, die von mehreren Nahrungsmittelintoleranzen betroffen sind.

Leben mit der Histaminintoleranz

Nicht nur der Weg bis zur richtigen Diagnose ist bei vielen Betroffenen lang und beschwerlich, sondern auch die Zeit nach der Diagnose wird durch viel Unsicherheit und viele unbeantwortete Fragen geprägt. So gehört eine umfassende Beratung in der Praxis eher zur Ausnahme und ist als Betroffener sehr auf sich allein gestellt.

Wer einen erfahrenen Therapeuten oder Ernährungsberater zur Seite stehen hat, kann sich in dieser Situation glücklich schätzen. Besonders Personen, die sich bislang noch gar nicht mit dem Thema Ernährung auseinander gesetzt haben, fühlen sich mit der Diagnose schnell überfordert und wissen gar nicht, wo sie überhaupt anfangen sollen.

Gerade zu Beginn der Diagnose ist die Umstellung der histaminreduzierten Ernährungsweise eine große Herausforderung. Doch hier sollte man sich nicht unnötig verrückt machen, sondern sich die erforderliche Zeit einräumen, um sich auf das Leben mit einer Histaminintoleranz einzustellen. Dies geschieht nicht innerhalb weniger Tage, es ist vielmehr ein längerer Lernprozess erforderlich, bei dem man unverträgliche Nahrungsmittel kennenlernt und sich individuelle Strategien überlegt, um den Alltag trotz der Schwierigkeiten so einfach wie möglich gestalten zu können.

Es ist keine Frage - je nach Schweregrad der Histaminintoleranz kann der Alltag extrem belastend werden aufgrund der wenigen verträglichen Nahrungsmittel und der sonstigen Umstände, die es hier zu berücksichtigen gilt. Besonders schwierig wird es, wenn zusätzlich noch eine weitere Nahrungsmittelintoleranz vorhanden ist wie z. B. Laktose-, Fruktose- oder Glutenintoleranz. Je mehr Intoleranzen bestehen, umso schwieriger wird es, einen Speiseplan mit verträglichen Nahrungsmitteln aufzustellen.

Von allen bekannten Nahrungsmittelunverträglichkeiten ist die Histamin intoleranz mit Abstand die komplizierteste. Während man bei einer Laktoseintoleranz schnell weiß, dass laktosehaltige Milchprodukte zu meiden sind und bei einer Fruktoseintoleranz Fruchtzucker unverträglich ist, so dass man am besten bei allen süß schmeckenden Lebensmitteln Vorsicht walten lässt, sind histaminhaltige bzw. histaminfreisetzende oder DAO-abbauende Lebensmittel und Medikamente nicht so einfach zu identifizieren. Hier muss man sich intensiv mit den Nahrungsmitteln und Medikamenten auseinandersetzen, um die HIT-induzierten Symptome zu vermeiden.

Da Histamin nicht riecht, nicht schmeckt und auch nicht zu sehen ist, kann es manchmal sehr tückisch sein, seinen Speiseplan ausschließlich auf der Basis von histaminarmen Nahrungsmitteln zusammenzustellen. Hinzu kommt, dass der Histamingehalt aufgrund der Reifungsprozesse und Hygienebedingungen der Lebensmittel sehr schwankt und sich ständig verändert.

Kauft man z. B. immer bei einem bestimmten Metzger, bei dem man weiß, dass man das Fleisch von dort gut verträgt, so kann es trotzdem mal zwischendurch passieren, dass es unverträglich ist. Vielleicht hat der Metzger an diesem Tag die Kühlungskette nicht optimal eingehalten, vielleicht aber waren Sie nach dem Einkauf einfach zu lange unterwegs, so dass sich auf Ihrem Transportweg Histamin gebildet hat.

Oder verzehrt man heute z. B. einen Sahnequark und kann ihn ohne Symptome vertragen, so kann der Verzehr am nächsten Tag mit heftigen Beschwerden einhergehen.

Die Ursache hierfür kann vielfältig sein. So kann der Quark von zwei unterschiedlichen Chargen stammen bei der eventuell die Kühlungskette nicht gleich konsequent eingehalten wurde. Oder bei der Herstellung der

Quarkpäckchen herrschten möglicherweise nicht die gleichen Hygienebedingungen. Die Unverträglichkeit am zweiten Tag kann aber auch damit zusammenhängen, dass an diesem Tag der individuell verträgliche Histaminpegel bereits durch andere histaminhaltige Nahrungsmittel ausgeschöpft ist und der geringe Histamingehalt des Quarks die persönliche Toleranzgrenze übertroffen hat. Es kann aber auch sein, dass man an diesem Tag besonders viel Stress ausgesetzt war, der zu einer erhöhten Histaminproduktion im Körper geführt hat. Und der Quark hatte dann in diesem Moment möglicherweise auf die Symptombildung gar keinen entscheidenden Einfluss.

Es ist aber auch möglich, dass man an diesem Tag mehrere unterschiedliche histaminhaltige Nahrungsmittel gegessen hat und damit die Gesamtmenge der persönlichen Toleranzgrenze überschritten wurde. Denn im Unterschied zu einer klassischen Allergie, bei der die verzehrte Dosis für das Auslösen der Beschwerden keine Rolle spielt, gilt dies bei einer Histaminintoleranz nicht.

Während es mittlerweile für die Lebensmittelhersteller Kennzeichnungspflichten für diverse Inhaltsstoffe gibt (z. B. Gluten, E-Nummern, Glutamat), ist dies für Histamin nicht vorgeschrieben, allerdings auch kaum umzusetzen, weil sich der Histamingehalt während der Lagerzeit erhöht. Dies erschwert natürlich die Situation für Histamin-Betroffene ganz enorm und macht es für sie oft so schwierig, tatsächlich verträgliche histaminreduzierte Lebensmittel ausfindig zu machen. So ist letztendlich jeder Betroffene gezwungen, seine eigenen Erfahrungen zu sammeln und seine persönlichen Verträglichkeiten herauszufinden.

Diese Beispiele zeigen, wie tückisch eine Histaminintoleranz sein kann. Die größte Herausforderung besteht aber darin, die histaminhaltigen Lebensmittel, Histaminliberatoren und unverträglichen Medikamentenbestandteile kennenzulernen und diese im Alltag zu vermeiden. Wie bereits gesagt, dies ist ein

Prozess, der einige Wochen in Anspruch nehmen wird und nicht innerhalb von 3 Tagen umsetzbar ist. So ergibt es sich fast zwangsläufig, dass immer mal wieder Ernährungsfehler und Pannen auftreten, bei denen man doch irrtümlicherweise zu viel Histamin in seiner Mahlzeit erwischt hat. Stellt man dann fest, dass dieses oder jenes Lebensmittel doch nicht verträglich war, sind es meistens die Familienmit-glieder, die dann die noch vorhandenen Vorräte essen dürfen.

Da sie aber verständlicherweise nicht immer Lust darauf verspüren, mal wieder den restlichen Quark oder das anscheinend doch nicht so frische Hähnchenfleisch von der histaminintoleranten Mama aufzuessen, landet zwangsläufig das eine oder andere Lebensmittel ärgerlicherweise in der Mülltonne. Abgesehen davon, dass man kein gutes Gefühl dabei hat, Lebensmittel auf diese Art und Weise zu entsorgen, bedeutet dies auch immer, unnötig Geld ausgegeben zu haben.

Damit sich derartige ärgerliche Vorkommnisse in Grenzen halten, sind zuverlässige Einkaufsquellen wie Supermarkt, Metzger, Lebensmittel-Versandhandel und Internetshops eine wichtige Basis, um sich histamin-gerecht ernähren zu können. Grundsätzlich ist die Faustregel, alles frisch zu einzukaufen, die oberste Prämisse. Anschließend sollte die Verarbeitung oder die Lagerung unverzüglich erfolgen, damit sich in den Lebensmitteln nicht unnötig Histamin bilden kann. In der Praxis bewährt sich immer wieder, dass man lieber kleine Mengen einkauft, aber dafür öfter und damit frischer.

Beim Einkauf sollte man auch bedenken, dass Bioprodukte häufig histamin-haltiger sind als andere. So können herkömmliche Milchprodukte aus dem Supermarkt mitunter verträglicher sein.

Das Familienleben

Von einer Histaminintoleranz betroffen zu sein, ist nicht nur eine Angelegenheit des Betroffenen selbst, sondern meist werden automatisch auch die Familie, Freunde und Arbeitskollegen mit diesem Thema konfrontiert.

Besonders intensiv trifft es die Familie, denn spätestens ab dem Zeitpunkt der Diagnose gilt es, die Ernährung auf histaminreduzierte Nahrungsmittel umzustellen. Besteht die Familie aus mehreren Personen, bedeutet dies sehr oft eine Doppelbelastung, weil für den HIT-Betroffenen andere Speisen gekocht werden müssen als für den Rest der Familie.

Man stelle sich nur mal die folgende Situation vor: Eine Mutter müsste ihre Ernährung auf histaminfreie Lebensmittel umstellen und hat möglicherweise noch weitere Intoleranzen. Allein dies zu bewerkstelligen ist immer eine Herausforderung. Doch wenn noch andere Personen im Haushalt bekocht werden müssen, dann ist das oft mit einem Mehraufwand und manchen Diskussionen verbunden.

Schon allein die Tatsache, dass es aufgrund der HIT keine Spaghetti mit Tomatensauce, Pizza, Erdbeeren und kein Tomatenketchup mehr geben würde, hätte so manchen Kinderaufstand zur Folge. Es bleibt also meist gar nichts anderes übrig, als für die nicht an HIT-erkrankten Familienmitglieder separate Mahlzeiten zu kochen. Sicherlich wird dies nicht immer erforderlich sein, aber die Praxis zeigt, dass der HIT-Alltag häufig so aussieht.

Doch nicht nur die anstrengende Situation hinsichtlich der Ernährung bedeutet im Alltag eine Belastung, sondern auch die körperlichen Symptome, die aufgrund einer Histaminintoleranz auftreten. Je nach Beschwerdebild bedarf es viel Rücksichtnahme der Familienmitglieder.

Sei es, dass man aufgrund der HIT phasenweise sehr erschöpft ist, Einladungen kurzfristig absagt, Restaurantbesuche erst gar nicht stattfinden lässt, Urlaube am liebsten zu Hause verbracht werden und auch viele andere Freizeitaktivitäten nur eingeschränkt erfolgen.

Auch das ständige Erzählen von der Histaminintoleranz und sich selbst bemitleiden kann für die Familie auf Dauer anstrengend werden. Wenn sich alles nur noch um dieses Thema dreht und keine anderen Gespräche mehr möglich sind, ohne am Ende nicht doch wieder bei der Histaminintoleranz anzukommen, dann kann dies auch bei den verständnisvollsten Mitmenschen irgendwann schlechte Laune auslösen.

Andererseits kann sich auch eine Hilflosigkeit seitens der Familienmitglieder zeigen, wenn sie miterleben, wie die vielen Einschränkungen einem zu schaffen machen, um trotz der Histaminintoleranz und möglicherweise weiterer Unverträglichkeiten relativ beschwerdefrei leben zu können.

Auch die finanzielle Situation kann zu einer Belastung werden, insbesondere dann, wenn DAO-Kapseln in großen Mengen oder andere selbst zu zahlende Therapien und Präparate benötigt werden. Hier schlägt besonders eine Darmsanierung zu Buche, die bei vielen Personen mit einer HIT erforderlich ist, aber von den gesetzlichen Krankenkassen nicht finanziert wird.

Inwieweit all diese Aspekte als eine Belastung gesehen werden, hängt sehr von der persönlichen Gesamtsituation ab. Wer beispielsweise bis zur Diagnose der Histaminintoleranz von sehr starken körperlichen Symptomen betroffen war, dem fallen all diese Einschränkungen viel leichter als jemandem, der bisher noch nicht so einen starken Leidensdruck erleben musste.

Arbeiten mit Histaminintoleranz – geht das, und wenn ja, wie?

Die Histaminintoleranz ist in vielen Bereichen des Lebens eine Herausforderung. Besonders betrifft dies das Arbeitsleben, und zwar nicht nur bei einer sehr stark ausgeprägten HIT, sondern auch bei milderen Verläufen. Denn unabhängig von der Ausprägung stehen alle HIT-ler vor dem großen Problem, dass sie stundenlang außer Haus sind und für diese Zeit verträgliche Nahrungsmittel bereithalten müssen.

Dies ist nie einfach, denn egal, ob es eine Kantine vor Ort gibt, einen Lieferservice oder Schnell-Restaurants in der Nähe des Arbeitsplatzes – es ist immer schwierig, beim Essen außerhalb der eigenen vier Wände zuverlässige histaminarme Mahlzeiten zu bekommen.

Und weil körperliche Beeinträchtigungen besonders am Arbeitsplatz äußerst hinderlich sind, will man nichts riskieren und möglichst auf „Nummer sicher" gehen. Das bedeutet für die meisten HIT-ler sich von Zuhause entsprechende Mahlzeiten und Lebensmittel mitzubringen. Das klingt im ersten Moment recht einfach, aber in der Praxis ist es das leider für viele Betroffene nicht. Besonders kompliziert ist diese Situation für HIT-ler, die von zusätzlichen Intoleranzen betroffen sind, was bekanntermaßen bei einer großen Anzahl der HIT-ler der Fall ist.

Eine der Herausforderungen besteht darin, dass man aufgrund des sich bildenden Histamins möglichst keine aufgewärmten Speisen verzehren sollte. Somit fällt die Möglichkeit aus, sich am Arbeitsplatz etwas aufzuwärmen. Eine sicherere Lösung besteht also für viele darin, sich hauptsächlich auf kaltes Essen zu beschränken. Dies jedoch reduziert die Auswahl der möglichen Mahlzeiten drastisch. Außerdem ist es nicht jedermanns Geschmack, tagsüber fast nie warme Mahlzeiten zu sich nehmen zu können. Gerade während der Wintermonate ist warmes Essen für viele Menschen unverzichtbar.

Welche Mahlzeiten tatsächlich möglich sind, hängt auch entscheidend von der Ausstattung des Arbeitsplatzes ab. Wenn beispielsweise die Tätigkeit mit vielen Außenterminen verbunden ist, wird die Ernährungssituation besonders schwierig. Denn hier hat man weder kühlende Aufbewahrungs- noch Zubereitungsmöglichkeiten, was den Ernährungsplan zwangsläufig einschränkt.

Für HIT-ler mit einem stationären Arbeitsplatz stellt sich hingegen die Frage: Gibt es eine kleine Küche, einen Herd, einen Kühlschrank und ein Tiefkühlfach? Oder hat man die Möglichkeit, selbst das eine oder andere Küchengerät aufzustellen wie z. B. einen Mixer, mit dem man in der Mittagspause ein frisches Smoothie zubereiten könnte? Oder ein elektrischer Dampfgarer, mit dem man sich in der Mittagspause auch auf die Schnelle ein warmes Essen zubereiten kann?

Mit ein bisschen Flexibilität, auch seitens des Arbeitgebers, lassen sich hier einige Lösungen finden. Doch das ist nicht immer so, denn nicht jeder Arbeitgeber hat Verständnis für derartige „Sonderwünsche". Außerdem weiß auch nicht jeder Arbeitgeber um die Situation der eingeschränkten Ernährungsmöglichkeiten, denn nicht jeder HIT-ler möchte mit diesem Thema „an die Öffentlichkeit" gehen, um eventuelle Restriktionen zu vermeiden.

Doch nicht nur die komplizierten Umstände einer passenden Ernährung stellen eine tägliche Herausforderung dar, sondern meistens kommen noch weitere Dinge hinzu, die es für viele HIT-ler so schwierig machen, im Arbeitsalltag zu bestehen.

Zu den bei der HIT besonders häufig auftretenden Symptomen gehört die körperliche Schwäche. Sie ist es, die für viele HIT-ler eine zusätzliche Belastung bedeutet und es so schwierig macht, den Arbeitstag eines Vollzeitjobs zu meistern.

Nicht jeder Tag ist gleich, aber wenn die Erschöpfung den Körper fest im Griff hält, ist man in ihr gefangen und kaum in der Lage, seiner Arbeit nachzukommen. Eigentlich möchte man sich nur hinlegen und schlafen. Alles ist anstrengend, man fühlt sich chronisch überfordert, kann sich kaum konzentrieren, auch ein bisschen Arbeit ist schon zu viel. Und ständig ist die Angst präsent, schlapp zu machen, nicht durchhalten zu können bis zum Feierabend. Oder was ist, wenn unübersehbare Symptome auftreten wie Übelkeit, Kreislaufversagen, Flashs im Gesicht und an den Ohren und andere Dinge?

Besonders gefürchtet ist plötzlicher Durchfall. Wie geht man damit um, wenn man gerade in einem Kundengespräch ist und den Raum fluchtartig verlassen will, um noch rechtzeitig eine Toilette zu erreichen? Oder vielleicht arbeitet man allein in einem Ladenlokal, niemand ist anwesend, der kurz einspringen könnte. Oder was ist, wenn keine Toilette in der Nähe ist? Durchfall lässt sich nicht planen und kann jemanden in ziemlich prekäre Situationen bringen.

Wie soll man am Arbeitsplatz mit all diesen Sorgen und Nöten umgehen? Macht es Sinn, offen mit dem Arbeitgeber über die Situation zu sprechen? Oder rächt sich diese Offenheit womöglich, weil der Chef kein Verständnis aufbringt?

Hierfür gibt es tatsächlich kein Patentrezept, allerdings zeigt sich in der Praxis, dass bei stark ausgeprägten körperlichen Beeinträchtigungen, die auch trotz einer histaminarmen Ernährungsweise nicht in den Griff zu bekommen sind, diese Situation auf Dauer nicht auszuhalten ist. Wenn der Arbeitgeber nicht den ersten Schritt zu einer Veränderung macht, der nicht selten aus einer Kündigung besteht, dann wird man sich über kurz oder lang selbst gezwungen sehen, zu handeln.

Wenn man nicht kündigen möchte, führt an einem offenen Gespräch mit dem Arbeitgeber kein Weg vorbei. Gemeinsam mit ihm kann man die Möglichkeiten erörtern und vielleicht zu einer Lösung kommen, die für beide Seiten tragbar ist.

Eine flexible Arbeitszeit wäre für viele HIT-ler eine große Erleichterung. Je nach Branche und Tätigkeitsbereich kann auch eine Reduzierung der Arbeitszeit eine Lösung sein. Eventuell ist aber auch ein Arbeitsplatzwechsel mit weniger Verantwortung innerhalb des Unternehmens möglich. Führt all das nicht dazu, dass man seinen Arbeitsalltag mit der HIT in Einklang bringen kann, ist vielleicht ein homeoffice eine sinnvolle Alternative. Dies erspart Zeit und körperlichen Energieaufwand durch das Wegfallen der Anfahrtswege und bedeutet oft eine spürbare Erleichterung.

Wenn all diese Möglichkeiten nicht umsetzbar sind oder noch immer zu einer gesundheitlichen Überlastung führen, kann es schließlich ratsam sein, sich selbständig zu machen. Hier hat man im Vergleich zum Angestelltenverhältnis eine größere Flexibilität.

Wenn es der Job und das Auftragsvolumen zulassen, kann man sich dann an den energielosen Tagen zurückziehen, ein paar Stunden weniger arbeiten und sich ausruhen. Erwischt man wieder bessere Tage, kann man das Liegengebliebene aufarbeiten. Das klappt nicht immer, denn die Erschöpfung hört ja nicht auf Knopfdruck einfach auf. Und das Arbeitspensum lässt sich nicht immer so regulieren, wie es die körperliche Verfassung eigentlich erforderlich macht.

Man sollte sich nichts schönreden, denn auch eine Selbständigkeit hat ihre Tücken und Herausforderungen. Besonders die Tatsache, dass man hier in finanzieller Form sehr deutlich zu spüren bekommt, wenn man nicht arbeitet, kann zu einem großen Stress führen.

Es ist einerseits ja schön und gut, wenn man sich die Arbeit selbst einteilen kann und sich nicht vor einem verständnislosen Arbeitgeber rechtfertigen muss. Aber andererseits braucht man ja auch das Geld, und wenn man aufgrund der gesundheitlichen Situation nicht in der Lage dazu ist, es zu verdienen, dann bekommt man schnell ein weiteres Problem.

Trotz aller Bemühungen, sich entsprechend der Histaminintoleranz zu verhalten, wird man sie nicht komplett verhindern können – die Momente, in denen sich die Intoleranz nicht bändigen lässt. Wie man sich hier am sinnvollsten „rettet" bzw. wie man ein solches Ereignis am galantesten übersteht, ist situationsabhängig. Meistens beißt man die Zähne zusammen und versucht, irgendwie durchzuhalten trotz der quälenden Bauchschmerzen, Müdigkeit oder anderen Symptomen.

Idealerweise kann man zu seinem Notfall-Kit greifen, in dem man für solche Situationen Präparate griffbereit hat, die das Zuviel an Histamin eindämmen wie etwa Vitamin C, Calcium, Quercetin und ein Antihistaminikum. Ist dies jedoch nicht möglich, oder sind die Symptome trotz dieser Maßnahmen nicht zu besänftigen, sollte man keinen falschen Ehrgeiz entwickeln und gegebenenfalls früher Feierabend machen.

Doch auch das will gelernt sein, die Leistungsschwankungen hinzunehmen, sich nicht mehr über schlechte Tage zu ärgern. Anstatt hierdurch Druck auf sich selbst auszuüben und neuen Stress aufzubauen, sollte man lernen, die Situation zu akzeptieren. Wenn man doch weiß, dass man die nicht geschaffte Arbeit an besseren Tagen wieder aufholen kann, dann nimmt das viel Druck. Man wird ausgeglichener, zufriedener und automatisch stressfreier, was sich auf die Histaminbilanz positiv auswirken wird.

Altbekannte Symptome wieder da – warum?

Tagesformabhängige Schwankungen kennt fast jeder, der von einer HIT betroffen ist. Es ist nichts Besonderes, es gehört ein bisschen zum Leben dazu, und idealerweise lernt man, sich damit zu arrangieren.

So ist das morgendliche Aufstehen und „auf Tour kommen" für viele eine Herausforderung, auch dann, wenn die HIT ganz gut im Griff zu sein scheint. Und wenn tagsüber Leistungstiefs oder andere kleinere Beeinträchtigungen auftreten, dann ist ihr Ausmaß zumeist nicht sehr stark beeinträchtigend, und nicht von langer Dauer.

Anders ist es jedoch, wenn die Symptome wieder stärkere Formen annehmen. Schon wieder schlecht geschlafen. Schweißausbrüche, Unruhe und immer wieder wach – die letzte Nacht war einfach schrecklich, aber es war nicht die erste dieser Art. Schon seit einer Woche machen sich diese Schlafstörungen wieder bemerkbar, die eigentlich der Vergangenheit angehört hatten.

Damals, als vor ein paar Jahren die Histaminintoleranz noch nicht diagnostiziert war, da waren derartige Nächte völlig normal. Doch ab dem Tag, an dem die HIT feststand und der Ernährungsplan und einige weitere Therapiemaßnahmen erfolgten, zogen sich die Symptome mehr und mehr zurück. Das Leben wurde wieder lebenswert, man hatte seine ständige Müdigkeit überwunden, Bauchschmerzen gehörten der Vergangenheit an, ebenso wie Schlafstörungen, Schweißausbrüche, Atemnot, Kreislaufprobleme, Hautausschläge, Niesattacken und diverse weitere Dinge.

Und jetzt das – vieles, was man so erfolgreich los geworden war, schleicht sich ins Leben zurück. Außerdem kommen neue Symptome hinzu, man wird zunehmend empfindlicher und ratloser, weil man doch glaubte, die Gesundheit hätte sich stabilisiert.

Die ersten paar Tage der Symptome nimmt man es noch gar nicht richtig wahr. Aber je hartnäckiger diese auftreten und je mehr sie den Alltag beeinträchtigen, umso mehr denkt man nach und geht auf Ursachensuche. Fragt sich nach dem morgendlichen Aufstehen nicht, was man für den heutigen neuen Tag geplant hat, sondern grübelt beim Zähneputzen, was für die soeben zurückliegende schlaflose Nacht verantwortlich sein kann.

Die Histaminintoleranz hat man dabei noch gar nicht im Verdacht. Denn die schien ja bisweilen ganz gut im Griff zu sein. Je mehr man die Symptome jedoch hinterfragt, umso klarer wird dann schnell, dass diese doch mit der Histaminintoleranz in Verbindung zu stehen scheinen.

Man kann es erst gar nicht glauben, denn man hat seine Lebensumstände in den vergangenen Wochen eigentlich gar nicht großartig verändert. Jedenfalls nicht in einer Art und Weise, dass diese die Histaminbilanz negativ beeinflussen würden. Aber vielleicht braucht es gar nicht eine so gravierende Veränderung? Vielleicht reicht nur ein einziger Auslöser aus, damit sich die HIT in ihrer ganzen Vielfalt zeigt?

Den herauszufinden, ist allerdings nicht so einfach. Einfacher jedoch, als ganz zu Anfang der HIT, als man noch ganz neu im Thema war und den Wald vor lauter Bäumen nicht erkennen konnte. Inzwischen hat man etwas Erfahrung und weiß auch die Symptome schneller einzuordnen.

Dennoch stellt sich die Frage, warum das eine oder andere Lebensmittel plötzlich nicht mehr wie in den vergangenen Monaten vertragen wird. Warum geht die Schokoladensorte nicht mehr, mit der man bisher immer gut gefahren war? Oder wieso verträgt man nun keinen Kaffee mehr, obwohl man zuvor locker zwei Tassen täglich trotz der HIT trinken konnte? Und wie kommt es, dass man nach dem Verzehr von Kohlenhydraten wieder häufiger Bauch-schmerzen bekommt?

Veränderungen der Darmflora

Die Auslöser für die Verschlechterung der Histaminintoleranz können vielfältig sein, doch wirft man einen Blick auf die möglichen Ursachen für die Entstehung einer HIT, dann zeigt sich die Darmflora bei vielen Betroffenen als ein wesentlicher (Mit-)Auslöser. Und da eine Darmflora ständig Veränderungen unterliegt, ist es naheliegend, dass sie auch bei einer Verschlechterung der HIT beteiligt sein kann.

Gründe für eine Verschlechterung der Darmflora gibt es viele, meistens ist es jedoch eine ungünstige Ernährungsweise mit zu vielen Kohlenhydraten und Zucker. Auch eine Antibiotika-Behandlung wirkt sich negativ auf die Darmflora aus, indem die gesundheitsfördernden Darmbakterien eliminiert werden. Dem unliebsamem Candida-Hefepilz und anderen histaminproduzierenden Darm-bakterien werden dadurch Tür und Tor geöffnet. Und demzufolge der Rück-kehr der bereits bekannten HIT-Symptome ebenso.

Darüber hinaus führt auch Stress zu einer Verschlechterung der Darmflora. Das Immunsystem wird beeinträchtigt, was ebenso zu einer Vermehrung von histaminproduzierenden Darmbakterien führen kann.

Hormonelle Veränderungen

Nicht nur eine veränderte Darmflora kann sich auf die Verschlechterung der HIT auswirken, sondern auch hormonelle Veränderungen.

Ein Großteil der von einer HIT betroffenen Personen ist weiblich und im Alter zwischen 40 und 50 Jahren. In dieser Zeit kommt es aufgrund der bevorstehenden Wechseljahre zwangsläufig zu einem veränderten Hormonhaushalt. Je näher man auf die Wechseljahre zusteuert, umso gravierender sind diese Veränderungen.

Aber auch Frauen, die sich noch weit entfernt von den Wechseljahren befinden, können durch hormonelle Schwankungen zyklusabhängig Symptomverschlimmerungen erfahren.

Neue Zusammensetzung der Lebensmittel, Nahrungsergänzungsmittel und Medikamente

Wer von einer HIT betroffen ist, muss sich mit einer histaminarmen Ernährungsweise arrangieren. Je stärker die Symptome und somit der Leidensdruck ausgeprägt sind, umso vorsichtiger wird man bei der Auswahl der Lebensmittel. Hat man sich im Laufe der Zeit eine Liste mit verträglichen Nahrungsmitteln zusammengestellt, weicht man nicht gerne von dieser ab.

Man versucht, Lebensmittel, die man hinsichtlich der Auswirkungen auf die HIT nicht einschätzen kann, möglichst zu meiden oder diese nur in

Ausnahmesituationen zu verzehren. Umso erstaunlicher ist es dann, wenn sich altbekannte Symptome der HIT auch bei einer nicht veränderten Ernährungsweise zeigen. Wieso verträgt man plötzlich dieses oder jenes Lebensmittel nicht, obwohl es schon viele Monate lang funktionierte?

Hier kann ein genauerer Blick auf die Zutaten der Lebensmittel und Nahrungsergänzungsmittel sowie Medikamente weiterhelfen, denn möglicherweise sind andere Zutaten hinzugekommen. Es gibt viele Gründe, warum Hersteller im Laufe der Zeit ihre Inhaltsstoffe verändern. Vielleicht war die eine oder andere Zutat zu teuer geworden, vielleicht sollte geschmacklich eine Verbesserung erreicht werden oder was auch immer.

Auch wenn man selbst keine Veränderung der Zutatenliste feststellen kann, lohnt sich möglicherweise genaueres Hinterfragen. Manchmal hilft Google weiter, ansonsten auch eine Anfrage direkt beim Hersteller.

Eine weitere Nahrungsmittelintoleranz

Eine Nahrungsmittelintoleranz kommt selten allein. Auffallend viele Personen mit einer HIT haben auch eine weitere Unverträglichkeit, sei es auf Laktose, Gluten, Fruktose, Salicylate, Sorbit oder auf einzelne Lebensmittel. Es ist daher wichtig, den Blick auch über den HIT-Tellerrand hinausgehen zu lassen.

Alltagstipps bei Histaminintoleranz

Eine Histaminintoleranz hat in mehrfacher Hinsicht Auswirkungen auf den Alltag und kann zu mancherlei Beeinträchtigung führen. Das ist nicht immer einfach und führt hin und wieder zu sehr frustrierenden Momenten.

Die folgenden Tipps und Tricks sollen Ihnen dabei behilflich sein, dass Ihnen dies möglichst einfach gelingen kann:

- „Aller Anfang ist schwer – als besonders schwierig gestaltet sich bei der Histaminintoleranz die Anfangsphase der Ernährungsumstellung. Womöglich müssen liebgewonnene Lebensmittel und Gewohnheiten über Bord geworfen werden. Um diese Anfangszeit besser überstehen zu können, ist es hilfreich, wenn man sich eine Liste mit sogenannten „Anstatt-Nahrungsmitteln" erstellt. Wenn man beispielsweise bislang gewohnt war, als Zwischendurch-Snack einen Schoko- oder Müsliriegel zu essen, so ist es wichtig, hierfür einen schnellen Ersatz parat zu haben, um nicht doch den alten Gewohnheiten zu verfallen. Obst, Smoothies und selbstgebackenes Kleingebäck (Waffeln, Kekse etc.) mit verträglichen Zutaten sind leckere Zwischenmahlzeiten.

- Erwarten Sie nicht zu viel von sich, und hüten Sie sich davor, zu viel auf einmal erreichen zu wollen. Gönnen Sie sich die notwendige Zeit, um sich an die neue Ernährungsweise zu gewöhnen.

- Vermeiden Sie Stolperfallen, die es Ihnen unnötig schwer machen, Ihre guten Vorsätze einzuhalten. So sollten Sie gut sichtbare und einladend wirkende Schalen mit unverträglichen Lebensmitteln aus dem Weg räumen. Insbesondere betrifft dies Süßigkeiten, von denen man weiß, dass man sie nicht verträgt, denn sie gehören zu den besonders verlockenden Stolperfallen.

- Sorgen Sie für ausreichende Trinkmengen, idealerweise täglich mindestens 2 Liter Wasser.

- Waschen Sie vor dem Verzehr Fisch und Fleisch, denn damit lässt sich etwas Histamin entfernen.

- Vermeiden Sie Lebensmittel aus Konserven.

- Essen Sie direkt aus dem Kühlschrank, nehmen Sie die Lebensmittel nicht vorher raus, um unnötige Histaminbildung zu vermeiden.

- Durch Tiefkühlen wird die Histaminbildung verhindert, sodass tiefgekühlte Lebensmittel für einen abwechslungsreichen Speiseplan sorgen können. Denken Sie beim Einkauf daran, die Kühlungskette einzuhalten und eine Kühlbox mit Kühl-Akkus mitzunehmen.

- Essen Sie kein aufgewärmtes Essen. Kaufen Sie lieber kleinere und frische Lebensmittelmengen ein, und verarbeiten Sie diese möglichst schnell, um einen Anstieg des Histamins zu vermeiden.

- Wenn Sie nicht täglich einkaufen können, und dennoch nicht auf Fleisch verzichten möchten, frieren Sie frisches Fleisch portionsweise ein.

- Verzehren Sie keine überreifen Nahrungsmittel, denn sie sind aufgrund ihres Reifungsprozesses wahrhaftige Histaminbomben.

- In Stresssituationen und beim Sport wird vermehrt Histamin ausgeschüttet. Hier können unter anderem Quercetin, Vitamin C, Vitamin B6, Weihrauch oder ein Antihistaminikum Abhilfe schaffen.

- Mett ist besonders anfällig für eine Histaminbildung. Fertigen Sie Gehacktes am besten selbst zu Hause aus ganz frisch eingekauftem Fleisch an, und frieren Sie Vorratsmengen sofort nach der Herstellung portionsweise ein.

- Verzichten Sie auf Fertigprodukte, die Zusatzstoffe wie Konservierungsstoffe, Geschmacksverstärker und andere synthetisch hergestellte Substanzen enthalten. Essen Sie stattdessen natürliche Lebensmittel.

- Weisen Sie vor einer anstehenden Operation oder einer Röntgenuntersuchung auf Ihre Histaminintoleranz hin. Viele Narkosemittel und Röntgenkontrastmittel sind Histaminliberatoren. Nehmen Sie rechtzeitig vorher ein Antihistaminikum.

- Der Darm hat bei vielen Personen mit Histaminintoleranz einen großen Einfluss auf das Geschehen. Sorgen Sie für eine regelmäßige Verdauung, damit der Nahrungsbrei nicht unnötig lange im Darm verbleibt. Unterdrücken Sie den Stuhlgang nicht, verzehren Sie viele Ballaststoffe, und bewegen Sie sich regelmäßig.

HIT in der therapeutischen Praxis und Wissenschaft

Fast jeder HIT-Betroffene hat die Erfahrung gemacht, dass das Thema Histaminintoleranz in der therapeutischen Praxis noch immer sehr unbekannt ist. Man benötigt viel Glück und Geduld, um auf einen Therapeuten zu treffen, der sich mit Nahrungsmittelunverträglichkeiten auskennt.

In Anbetracht der Tatsache, dass immer mehr Menschen von Intoleranzen betroffen sind, stellt sich berechtigterweise die Frage, wann sich das hierfür erforderliche Fachwissen endlich in den Praxen etabliert.

An Universitäten wird das Thema „Nahrungsmittelintoleranzen" bislang kaum berücksichtigt und findet in den Lehrbüchern so gut wie gar nicht statt. Erst im Praxisalltag werden Ärzte mit diesem Thema konfrontiert, und das in zunehmendem Maße. Therapeuten, die sich mit Intoleranzen nicht hinreichend auskennen, laufen dabei allerdings Gefahr, die auftretenden Symptome falsch zu interpretieren. Fehldiagnosen wie Reizdarm, Magersucht, Bulimie, psychosomatische Erkrankung und andere Dinge müssen herhalten, doch die tatsächliche Ursache der körperlichen Beschwerden bleibt im Dunkeln.

Insbesondere betrifft dies die Histaminintoleranz, denn sie ist aufgrund ihrer Komplexizität und vielschichtigen Symptome für einen damit nicht erfahrenen Therapeuten kaum zu erkennen. Das gilt sogar dann, wenn vermeintlich typische Beschwerdebilder wie Asthma, Neurodermitis, Migräne, Verdauungsprobleme, Reizdarm, Quaddeln oder Schuppenflechte sehr offensichtlich in Erscheinung treten.

In Anbetracht der Tatsache, dass die Anzahl an neu erkrankten HIT-Patienten seit einigen Jahren rasant zunimmt, ist dieser Zustand sehr bedenklich. Besteht doch die Gefahr, dass immer mehr ahnungslose Menschen eine falsche Diagnose erhalten und lange Zeit damit herumlaufen.

Dennoch zeichnen sich auch positive Entwicklungen ab, denn viele aufgeschlossene Therapeuten haben längst die extreme Zunahme von Nahrungsmittelintoleranzen und insbesondere der Histaminintoleranz festgestellt. Manche Therapeuten sprechen gar von einem epidemischen Ausmaß, das sie bei der Histaminintoleranz beobachten.

Dabei stellt sich ihnen die Frage, warum sich diese Intoleranz seit einigen Jahren so explosionsartig ausbreitet? Liegt es an der heutigen Ernährung mit den vielen denaturierten, konservierten, zuckerhaltigen Fast-Food-Gerichten, Süßigkeiten, Colagetränken und dem enormen Fleischverzehr? Ist es der Hefepilz Candida, der häufig aufgrund von übermäßigem Antibiotika- und Cortisonkonsum zu gravierenden Darmflora- und Darmschleimhaut-Schädigungen führt? Oder sind es womöglich die enormen Umweltbelastungen und insbesondere die Schwermetalle wie Quecksilber, Blei, Cadmium, Gold und Nickel, die für die Histaminintoleranz verantwortlich sind?

Und warum gibt es therapieresistente Patienten, die eine extrem ausgeprägte Histaminintoleranz aufweisen, bei der selbst eine histaminfreie Diät und eine gleichzeitige Einnahme der DAO-Kapseln und Antihistaminika nicht zu zufriedenstellenden Behandlungserfolgen führen? Liegt diese Therapieresistenz an dem Candida, der bei auffallend vielen HIT-Betroffenen vorhanden ist, aber oftmals nicht bei der Behandlung berücksichtigt wird?

Und warum gibt es Personen, die einen DAO-Wert im Normbereich aufweisen und trotzdem nur dann beschwerdefrei werden, wenn sie sich histaminarm ernähren und DAO-Kapseln und Antihistaminika einnehmen? Inwieweit existiert es eine genetisch bedingte Disposition für einen reduzierten Histaminabbau? Und stehen gastrointestinale Erkrankungen wie z. B. Sprue, Colitis Ulcerosa und Morbus Crohn in einem Zusammenhang mit der Histaminintoleranz?

Auch die Frage, inwieweit Histamin Auswirkungen auf eine Tumorentstehung und das Wachstum von Krebszellen hat, bedarf noch weitergehender Forschungen.

All diese Fragen zeigen auf, dass viele Aspekte der Histaminintoleranz noch nicht geklärt sind und die Wissenschaft vor einigen Rätseln steht. Viele der bis heute bekannten Erkenntnisse sind durch Beobachtungen und Erfahrungen der HIT-Betroffenen zustande gekommen und von ihnen an Mitpatienten und Therapeuten weitergegeben worden. Auf wissenschaftlicher Seite besteht hingegen noch ein großer Forschungsbedarf, um insbesondere die genauen Ursachen und Wirkmechanismen zu eruieren und daraus resultierend Therapien und Präventionsmaßnahmen zu entwickeln.

Die Histaminintoleranz wird bereits als eine der neuen „Modeerkrankungen" bezeichnet, die mittlerweile Millionen Menschen betrifft und dennoch im Praxisalltag und in der Wissenschaft noch ein Schattendasein fristet. Es hat den Anschein, als ob da eine Erkrankung auf dem Vormarsch ist, die bisher nur von wenigen Spezialisten diagnostiziert wird, und der sich auch die Krankenkassen nicht ausreichend annehmen.

Dabei sollte man gerade bei den Krankenkassen davon ausgehen, dass sie ein großes Interesse an der Histaminintoleranz haben müssten, um die hieraus resultierenden Krankheitskosten zu reduzieren. Denn einerseits werden Millionen ausgegeben für unnötige Untersuchungen und vermeintliche Fehldiagnosen. Und andererseits fallen viele tausende Krankheitstage der Arbeitnehmer an aufgrund von Migräne, chronischer Müdigkeit, Reizdarm, Schwindel, Burnout und vielen weiteren histamininduzierten Beschwerden.

Wäre den Krankenkassen nicht viel mehr damit geholfen, die Ursache dieser Erkrankungen, nämlich eine Histaminintoleranz, zu therapieren und damit weitere Krankheitstage der Arbeitnehmer zu verhindern? Gar nicht auszu-malen, wie viele Millionen Euros sich mit dieser Maßnahme einsparen ließen. Aber da wird lieber auf die Kostenübernahme der DAO-Kapseln verzichtet und stattdessen bis zu eineinhalb Jahren Krankengeld bezahlt. Das ist nicht nur wesentlich teurer, sondern ermöglicht den Betroffenen leider auch keine bessere Gesundheit.

Die Histaminintoleranz ist augenscheinlich also eine Erkrankung, die trotz der großen Anzahl an Betroffenen in vielerlei Hinsicht noch in den Kinderschuhen steckt. Besonders groß ist der Bedarf, das Wissen über die Histaminintoleranz, aber auch über die weiteren Nahrungsmittelunverträglichkeiten in niederge-lassenen Praxen und speziellen Kliniken zu etablieren.

Allein durch diese Aufklärung könnte manch ein Facharztbesuch eingespart werden. Besonders Darmspiegelungen, die bei den meisten HIT-Patienten unnötig sind, aber auch andere aufwändige und teure Untersuchungs-methoden ließen sich durch eine schnellere Diagnostik der Histaminintoleranz sicher vermeiden.

An dieser wünschenswerten Entwicklung sind derzeit Personen mit einer Histaminintoleranz selbst beteiligt. Durch ihre Erfahrungen wird das Thema zwangsläufig mehr und mehr nach außen getragen, sei es bei ihren Therapeuten, ihren Freunden oder Arbeitskollegen. Und so manch anderer mit unerklärlichen gesundheitlichen Beschwerden wird dann womöglich selbst darauf stoßen, dass er möglicherweise ebenfalls von einer Histaminintoleranz betroffen sein könnte.

Die unbefriedigende finanzielle Unterstützung durch Krankenkassen

Geht es nach den gesetzlichen Krankenkassen, so kann man den Eindruck gewinnen, als gäbe es die Histaminintoleranz nicht. Denn die meisten Untersuchungsverfahren und Therapiemöglichkeiten, die bei der Histaminintoleranz relevant sind, werden nicht von den Krankenkassen bezahlt.

Ein Irrsinn, wenn man nicht nur den oftmals großen Leidensdruck der Betroffenen bedenkt, die jahrelang von Arztpraxis zu Arztpraxis hecheln, durch teure Apparatediagnostik geschleust werden und mitunter sogar arbeitsunfähig werden, wenn die Histaminintoleranz sehr stark ausgeprägt ist. Die Kosten, die durch diese Situation entstehen, können schnell hohe fünfstellige Beträge ausmachen. Betrachtet man hingegen die überschaubaren Kosten, die bei einer zügigen HIT-Diagnose und Behandlung entstehen, fehlt einem hierfür das Verständnis.

Die zur Diagnostik einer Histaminintoleranz relevanten Bestimmungen der Diaminoxidase (DAO) und des Histamin-Spiegels sowie die Untersuchung der Darmflora werden von gesetzlichen Krankenkassen in der Regel nicht bezahlt. Auch die hieraus resultierenden Kosten für Befundbesprechungen mit dem behandelnden Arzt oder Heilpraktiker müssen meistens selbst übernommen werden. Bei privaten Krankenkassen hat man hingegen manchmal mehr Glück und einen Ermessensspielraum.

Geht es jedoch um die Kosten für diverse Allergieverfahren, so werden diese in der Regel auch von gesetzlichen Krankenkassen übernommen wie unter anderem Prick-Tests, Epikutan-Tests, IGE-Tests und Provokations-Tests. Bis auf den Provokationstest sind alle anderen zur Diagnostik einer Histaminintoleranz allerdings irrelevant und führen bei falscher Interpretation zu fatalen Fehldiagnosen. Ebenso wenig zielführend sind Darmspiegelungen, deren

Kosten zwar ebenfalls von den Krankenkassen übernommen werden, aber bei einer Histaminintoleranz meistens keine brauchbaren Ergebnisse hervorbringen.

Sehr schlechte Aussichten auf eine Kostenübernahme bestehen auch bei nicht verschreibungspflichtigen Medikamenten, selbst dann, wenn der behandelnde Arzt die Einnahme befürworten würde. Bei der Histaminintoleranz betrifft dies insbesondere die Enzymtabletten, mit deren Hilfe man die fehlende Diaminoxidase (DAO) dem Körper zuführen kann.

Wie bereits mehrfach in diesem Buch erwähnt, sind die Kosten dieser DAO-Tabletten in der Regel selbst zu tragen. Auch wenn Krankenkassen in Ausnahmeregelungen auf der Basis von Einzelfallentscheidungen von diesem Prinzip abweichen können, ist mir bislang kein Fall bekannt geworden, bei dem eine Kostenübernahme erfolgt ist.

Für einige Patienten kann diese unbefriedigende Situation einen unüberwindbaren Teufelskreis bedeuten. Denn wenn die gesundheitliche Situation dazu führt, dass man nicht mehr in vollem Umfang berufstätig ist, sind die finanziellen Möglichkeiten meistens so eingeschränkt, dass die selbst zu zahlenden Diagnose- und Therapiemöglichkeiten unbezahlbar werden. Infolgedessen wird es schwierig, aus dem gesundheitlichen Dilemma herauszukommen.

Trotz der auf den ersten Blick niederschmetternden Situation, der man sich gegenüber den Krankenkassen ausgesetzt sieht, kann ein Gespräch mit der Krankenkasse nützlich sein. Die besten Aussichten auf eine Kostenübernahme bestehen bei verschreibungspflichtigen Medikamenten. Bei der Histaminintoleranz betrifft dies insbesondere antiallergische Nasensprays und Augentropfen. Kosten für Hautcremes werden nur dann übernommen, wenn diese zu den Arzneimitteln gezählt werden, die der Arzneimittelrichtlinie entsprechen. Wenn der behandelnde Arzt apothekenpflichtige Antihistaminika verordnet, werden auch diese Kosten meistens von den Krankenkassen übernommen. Bekanntermaßen ersetzen diese zwar nicht das fehlende Enzym DAO, sie können sich aber positiv auf den gesamten Histaminhaushalt auswirken. Möglich wird auch diese Kostenübernahme durch die „Richtlinie des Gemeinsamen Bundesausschusses über die Verordnung von Arzneimitteln in der vertragsärztlichen Versorgung".

Auch bei der Inanspruchnahme einer Ernährungsberatung hat man zumeist sehr gute Aussichten auf eine (anteilige) Kostenübernahme. Hierauf besteht sogar ein grundsätzlicher Anspruch, wenn eine Krankheit vorliegt, bei der eine Ernährungsumstellung anzuraten ist oder die durch die Ernährungsweise verursacht wird. Zu den hier relevanten Krankheitsbildern gehören Diabetes, Stoffwechselstörungen und Allergien.

Da bei der Histaminintoleranz eine Ernährungsumstellung unverzichtbar ist und die Grundlage einer jeden HIT-Therapie bildet, sollten insbesondere neu diagnostizierte Personen mit einer Histaminintoleranz eine Ernährungsberatung in Anspruch nehmen. Denn wer weiß schon, welche Lebensmittel histaminarm sind oder Histamin freisetzen können? Und wer als Laie ist in der Lage, bei all diesen Restriktionen nicht Gefahr zu laufen, Nährstoffeinbußen zu erleiden?

Um eine Kostenübernahme durch die Krankenkasse zu erhalten, ist es erforderlich, die Ernährungsberatung vom Arzt verordnet zu bekommen. Wie hoch die Kostenübernahme ausfällt, ist von Krankenkasse zu Krankenkasse unterschiedlich.

Da sich Stress bei einer Histaminintoleranz sehr negativ auswirkt, sollte für regelmäßige Entspannung und Stressvermeidung gesorgt werden. In diesem Zusammenhang kommen entsprechende Präventionskurse der Krankenkassen in Frage wie z. B. Qi Gong, Tai-Chi, Autogenes Training, progressive Muskelentspannung und Yoga.

Welche dieser Kurse möglich sind, hängt von der jeweiligen Krankenkasse ab. Große Krankenkassen verfügen häufig über eigene Kursangebote, die meistens kostenlos sind oder nur eine minimale Zuzahlung erfordern. Nach derzeitiger Gesetzeslage hat jeder Versicherte die Möglichkeit, pro Jahr maximal zwei dieser Maßnahmen in Anspruch zu nehmen.

Wünsche von Betroffenen

Da eine Histaminintoleranz in vielen Bereichen noch unerforscht ist und in der Öffentlichkeit kaum stattfindet, kann das Leben der HIT-Betroffenen je nach Schweregrad stark beeinträchtigt werden. Allein durch ein breiteres Bewusstsein in der Öffentlichkeit könnten viele unangenehme und unangemessene Situationen verhindert werden.

Denn immer wieder gerät man in Erklärungsnöte, warum man dies und das nicht essen kann, warum man im Restaurant immer Sonderwünsche hat und am Arbeitsplatz so seltsame Dinge isst, die doch kein „normaler" Mensch freiwillig essen würde. Hier wäre mit mehr Rücksichtnahme und Sensibilität gegenüber den Betroffenen viel gewonnen, um deren Lebensqualität etwas zu verbessern.

Um den Alltag der Patienten zu erleichtern, ist noch viel Aufklärungsarbeit vonnöten, aber auch die Umsetzung diverser alltäglicher Hilfestellungen in unterschiedlichster Form wäre sehr hilfreich.

Lebensmittelhersteller

Besonders im Bereich der Lebensmittel, Getränke und Medikamente besteht viel Handlungsbedarf, denn der alltägliche Einkauf wird meistens zu einer schwierigen Angelegenheit. Während Hersteller auf den Verpackungen der Lebensmittel mittlerweile diverse Inhaltsstoffe deklarieren wie z. B. ‚kann Spuren von Gluten oder Erdnüssen enthalten, „laktosefrei", „zuckerfrei" etc., bleibt das Thema Histamin völlig unberücksichtigt.

Obwohl die Liste der auf Histamingehalte untersuchten Nahrungsmittel mittlerweile recht lang ist, gibt es immer noch Lebensmittel, über die es keine oder widersprüchliche Angaben zum Histamingehalt bzw. über ihre histaminhemmende oder histaminfreisetzende Eigenschaften gibt. Oder es kursieren widersprüchliche Angaben, so dass man als Betroffener verunsichert ist, ob dieses oder jenes Lebensmittel bei einer HIT verträglich ist oder nicht.

So wie es mittlerweile diverse Hersteller gibt, die sich auf laktose- und glutenfreie Lebensmittel spezialisiert haben, so wäre es sehr wünschenswert, auch histaminreduzierte Nahrungsmittel kaufen zu können. Erste Ansätze in dieser Richtung existieren bereits: Es gibt Sekt-Hersteller, die das Histamin entziehen.

Medikamentenhersteller

Personen mit einer HIT sind meistens aufgrund verschiedener histamin-bedingter Beschwerden auf die Einnahme von Medikamenten oder Nahrungs-ergänzungsmittel angewiesen. Die Einnahme dieser Präparate ist oft mit Risiken verbunden, so dass sie statt einer Symptomlinderung genau das Gegenteil bewirken bzw. andere Beschwerden zum Vorschein treten.

Dies hängt häufig mit den darin enthaltenen biogenen Aminen, aber auch mit Wirkstoffen zusammen, die das Histamin abbauende Enzym Diaminoxidase blockieren und die die Histaminfreisetzung steigern und somit als Histamin-liberatoren wirken.

Für HIT-Patienten wäre es eine große Erleichterung, wenn auf den Verpackungen Hinweise bezüglich einer Verträglichkeit bei Histaminintoleranz stehen würden. So wie es heute gängig ist, auf den Verpackungen z. B. einen Hinweis anzugeben „dieses Präparat enthält Laktose", so wäre der Hinweis „kann bei einer HIT unverträglich sein" eine enorme Hilfestellung für die Betroffenen sein.

Aufklärung der Ärzte, Ernährungsberater, Apotheker

Eine umfangreiche Aufklärung der Therapeuten, aber auch Apotheker und Ernährungsberater kann einen großen Beitrag dazu leisten, dass zukünftig die HIT-Diagnose frühzeitiger gestellt werden kann.

Dies bedeutet nicht nur einen wesentlich kürzeren Leidensweg für die Betroffenen, sondern auch deutliche Kosteneinsparungen für die Kranken-kassen, indem weniger Krankentage anfallen und unnötige kostenintensive Diagnosemethoden vermieden werden.

Doch nicht nur hinsichtlich einer verbesserten Diagnostik besteht dringender Handlungsbedarf, sondern auch bei der Betreuung nach der Diagnose. Dies kann durch den Arzt erfolgen, aber auch durch Ernährungsberater. Da die Histaminintoleranz sehr komplex ist, benötigen die Patienten eine wesentlich intensivere Betreuung als diejenigen mit einer anderen Intoleranz.

Die Praxis sieht heute leider so aus, dass die meisten HIT-Patienten mit ihrer Diagnose völlig alleingelassen werden und kaum Anlaufstellen finden, die sich ihrer Ernährungsprobleme und den damit zusammenhängenden Alltagsun-sicherheiten, psychischen Belastungen und sozialen Beeinträchtigungen annehmen.

Beim Thema „Medikamentenunverträglichkeiten" sollten Ärzte und Apotheker gleichermaßen darauf achten, ob die verschriebenen Präparate bei einer Histaminintoleranz ohne Risiken und Nebenwirkungen eingenommen werden können. Dies ist ein sehr wichtiger Beitrag, um die bislang fehlenden Hinweise auf den Verpackungen und in den Beipackzetteln auszugleichen.

Kooperation durch Restaurants

Trotz der stetig zunehmenden Nahrungsmittelintoleranzen und -allergien haben sich Restaurants bislang nur sehr wenig auf diese Thematik eingestellt. Für viele Personen mit einer Histaminintoleranz ist es somit ein unkalkulierbares Risiko, im Restaurant zu essen.

Eine Idealvorstellung wäre eine detaillierte Auflistung der Inhaltsstoffe in der Speisekarte oder eine spezielle Speisekarte für Allergiker. Sicherlich bedeutet dies einen erhöhten Mehraufwand für die Restaurants und ganz besonders für den Koch. Aber sind viele Restaurants nicht bestrebt, sich durch einen besonderen Service von ihren Mitbewerbern abzugrenzen?

Wie wäre es hiermit:
„Essen Sie doch, was Sie vertragen – wir gehen gerne auf die Wünsche von Nahrungsmittelallergikern ein".

Öffentliche Aufklärung

Da die öffentliche Aufklärung über Nahrungsmittelintoleranzen noch in den Kinderschuhen steckt, passiert es immer wieder, dass man in seinem persönlichen Umfeld auf Unverständnis stößt und als Sensibelchen oder diejenige mit den ewigen Sonderwünschen gesehen wird.

Würde mehr öffentliche Aufklärung erfolgen, so könnte dies nicht nur zu einer verbesserten therapeutischen Betreuung führen, sondern auch zu einem besseren Verständnis des Umfeldes.

Zur Autorin

Sigi Nesterenko, geb. 1964, erkrankte 1994 an MCS (Multiple Chemische Sensibilität). Um zu überleben, musste sie sich nicht nur mit dem Vermeiden und Ausleiten von Umweltschadstoffen wie Quecksilber, Blei und Palladium beschäftigen, sondern auch mit den MCS-Begleiterscheinungen wie unter anderem einer Schimmelpilzallergie, chronischer Müdigkeit (CFS), Darmdysbiose sowie chronischen Infektionen mit dem Candida-Hefepilz und Epstein-Barr-Virus. Darüber hinaus litt sie unter extrem ausgeprägten Nahrungsmittelintoleranzen wie einer Histamin-, Gluten-, Fruktose- und Milcheiweißintoleranz sowie zahlreichen weiteren Unverträglichkeiten.

Durch ihre stetige Suche nach der Ursache konnte sie im Laufe der Jahre durch verschiedene naturheilkundliche Therapien einen erstaunlichen und respektvollen Weg der Genesung erfahren. Dieser Weg dauerte viele Jahre und erforderte extrem viel Eigeninitiative und Disziplin. Sie sammelte im Laufe der Jahre sehr umfangreiche Kenntnisse durch ständiges Lesen, Recherchieren, Experimentieren und intensiven Austausch mit anderen MCS-Betroffenen. Und nicht zuletzt die Durchführung unendlich vieler hilfreicher und auch weniger nützlicher Therapien haben zu ihrem umfangreichen Wissen über Naturheilkunde und Umweltmedizin beigetragen.

Ihre eigenen Erfahrungen und gesammelten Erkenntnisse hat sie in zahlreichen Büchern veröffentlicht. „Mit der Nutzung meiner Erfahrungen können andere Menschen ihre Leidenswege möglicherweise abkürzen und viele tausend Euros sparen.

„Hätte ich vor 20 Jahren meinen heutigen Wissensschatz gehabt, wären mir viele Jahre mit extrem eingeschränkter Lebensqualität erspart geblieben."

Sigrid Nesterenko

Hinweise für den Leser

Alle Angaben in diesem Buch wurden nach bestem Wissen und mit größter Sorgfalt erstellt. Die Angaben und Empfehlungen erfolgen ohne Verpflichtung oder Garantie der Autorin. Sie und der Verlag übernehmen keine Verantwortung und Haftung für Personen-, Sach- und Vermögensschäden aus der Anwendung der hier erteilten Ratschläge.

Dieses Buch hat nicht die Absicht und erweckt nicht den Anspruch, eine ärztliche Behandlung zu ersetzen. Ausdrücklich wird empfohlen, eine medizinische Diagnose von Therapeuten einzuholen und eine entsprechende Therapiebegleitung durchzuführen. Einige der vorgestellten Maßnahmen weichen von der gängigen medizinischen Lehrmeinung ab und resultieren aus der Erfahrungsheilkunde.

Es wird ausdrücklich darauf hingewiesen, dass mit diesem Buch keine erfüllbaren Hoffnungen erweckt werden, die eventuelle Heilerfolge erwarten lassen können.

Die Verwertung der Texte und Bilder, auch auszugsweise, ist nur mit Zustimmung des Verlags und der Autorin erlaubt. Dies gilt auch für Vervielfältigungen, Übersetzungen, Mikroverfilmungen und für die Verarbeitung mit elektronischen Systemen.

Cover: © RTimages - Fotolia.com

Weitere Bücher von Sigrid Nesterenko

Das Histamin-Backbuch
Über 150 leckere histaminarme Backrezepte für jeden Anlass
ISBN 978-3-942179-16-4
Bestellung auf www.bloch-verlag.de

Mein Histamin-Kochbuch
200 leckere histaminarme Rezepte für jeden Anlass
ISBN 978-3-942179218
Bestellung auf www.bloch-verlag.de

Erfolgreiche Darmsanierung
Bei Reizdarm, Verstopfung, Blähungen, Allergien, Müdigkeit, Candida,
Nahrungsmittelintoleranzen und vielen weiteren Beschwerden
ISBN: 978-3-942179225
Bestellung auf www.bloch-verlag.de

Leaky Gut - der durchlässige Darm:
Allergien, Nahrungsmittelintoleranzen und vieles
mehr endlich erfolgreich behandeln.
ISBN 978-3-942179-34-8
Bestellung auf www.bloch-verlag.de

"Entgiften von A bis Z"
Wie Sie Ihren Körper von Schwermetallen und
anderen Umweltschadstoffen befreien
ISBN 978-3-942179119
Bestellung auf www.bloch-verlag.de

Neue Energie ohne Candida
Wie Sie den lästigen Candida-Pilz endgültig loswerden
ISBN 978-3-942179003
Bestellung auf www.bloch-verlag.de